卫生部“十二五”规划教材
全国高等医药教材建设研究会“十二五”规划教材
全国高职高专配套教材　供五年一贯制护理学专业用

U0880023

病原生物与免疫学学习指导及习题集

主　编　曹德明　许正敏
副主编　夏和先　周振座
编　者（以姓氏笔画为序）

卢恩昌（襄樊职业技术学院）
吕瑞芳（承德护理职业学院）
关静岩（黑龙江护理高等专科学校）
许正敏（襄樊职业技术学院）
孙　莉（襄樊职业技术学院）
李水仙（长治医学院）
李剑平（江西护理职业技术学院）
李智山（襄樊学院医学院）
吴华英（无锡卫生高等职业技术学校）
周振座（柳州医学高等专科学校）
郑韵芳（福建卫生职业技术学院）
袁德凯（昆明学院医学院）
夏和先（皖西卫生职业学院）
曹德明（黑龙江护理高等专科学校）

人民卫生出版社

图书在版编目（CIP）数据

病原生物与免疫学学习指导及习题集/曹德明等主编.
—北京：人民卫生出版社，2011.8
ISBN 978-7-117-14603-6

Ⅰ.①病… Ⅱ.①曹… Ⅲ.①病原微生物—医学院校—教学参考资料②医学：免疫学—医学院校—教学参考资料 Ⅳ.①R37②R392

中国版本图书馆 CIP 数据核字（2011）第 130785 号

病原生物与免疫学学习指导及习题集

主　　编：曹德明　许正敏
出版发行：人民卫生出版社（中继线 010-59780011）
地　　址：北京市朝阳区潘家园南里 19 号
邮　　编：100021
E - mail：pmph @ pmph.com
购书热线：010-59787592　010-59787584　010-65264830
印　　刷：北京市艺辉印刷有限公司
经　　销：新华书店
开　　本：787×1092　1/16　印张：12
字　　数：293 千字
版　　次：2011 年 8 月第 1 版　2021 年 8 月第 1 版第 9 次印刷
标准书号：ISBN 978-7-117-14603-6
定　　价：20.00 元
打击盗版举报电话：010-59787491　E-mail：WQ @pmph.com
质量问题联系电话：010-59787234　E-mail：zhiliang @pmph.com

前　言

根据卫生部教材办和全国卫生职业教育护理学专业教材评审委员会在北京召开的第二轮全国高职高专五年一贯制护理学专业卫生部规划教材修订工作会议要求，我们在编写《病原生物与免疫学》第2版的基础上，编写了配套教材《病原生物与免疫学学习指导及习题集》第2版。

本配套教材依据主教材的顺序编写，包括39章。每章由重点概要、测试题和参考答案3个板块构成。

1. 重点概要　以课程教学大纲为依据，结合教材的知识点及国家对执业护士考试的要求，遵照“必需、够用”的原则，在编写过程中，我们力求突出重点，释清难点，尽可能把病原生物与免疫学知识系统化、条理化，帮助学生构建牢固的知识体系。对教材中部分繁杂的内容用表格进行了归纳总结，便于学生理解与记忆。

2. 测试题　题型分3种，即选择题（A_1型题、A_2型题、A_3型题、B型题）、填空题和名词解释。出题围绕各章节的知识点，突出实用性，便于学生掌握知识和通过考试。A_2型题和A_3型题只出现在部分章节，重点测试学生分析问题、解决问题和综合应用知识的能力。由于主教材每章末设3～5道思考题，配套教材与主教材应融为一体，故不重复设置问答题。

3. 参考答案　本配套教材为便于学生复习、测试、应考，列出了所有试题的参考答案。

本配套教材在编写过程中得到了各参编学校的大力支持，黑龙江护理高等专科学校病原生物与免疫学教师参加了文字校对工作，在此一并表示感谢。

为了进一步提高本书的质量，以供再版时修改，恳请同仁和广大读者提出宝贵意见。

曹德明　许正敏

2011年5月

目录

第一篇 免疫学基础

第二篇 医学微生物学

第三篇 人体寄生虫学

第一篇

免疫学基础

第一章　免疫学概述

【重点概要】

（一）免疫的概念

免疫是机体识别和清除抗原性异物的功能。正常时，对机体有利，表现为维持机体的生理平衡和稳定；异常时，对机体有害，表现为组织损伤和生理功能的紊乱。

（二）免疫功能

免疫功能包括3个方面（表1-1）。

表1-1　免疫功能

	生理功能	病理表现
免疫防御	清除病原生物及其他外来抗原性异物	超敏反应、严重感染
免疫稳定	清除衰老或受损伤的细胞	自身免疫性疾病
免疫监视	清除突变细胞	发生肿瘤

（三）免疫学在医学中的作用

1. 在疾病的预防方面　预防传染病的最佳方法是有效疫苗的发明和预防接种。

2. 在疾病的诊断方面　越来越多的免疫学检测项目已应用于疾病的诊断。

3. 在疾病治疗方面　用生物应答调节剂调节机体的免疫功能，可达到治疗疾病的目的。

【测试题】

（一）选择题

A_1 型题

1. 免疫的概念简单表述就是（　　）
   A. 机体对病原生物的防御能力
   B. 机体清除自身衰老或受损伤细胞的功能
   C. 机体识别和清除抗原性异物的功能
   D. 机体清除自身突变细胞的功能
   E. 机体抗感染的过程

2. 免疫稳定功能异常时表现为（　　）

A. 过敏性休克　　B. 免疫缺陷　　C. 肿瘤

D. 自身免疫性疾病　　E. 严重感染

3. 机体免疫防御敏感性过高可导致（　　）

A. 严重感染　　B. 免疫缺陷　　C. 超敏反应

D. 自身免疫性疾病　　E. 肿瘤

B 型题

（4～5 题备选答案）

A. 人痘苗　　B. 牛痘苗　　C. 减毒活疫苗

D. 天然免疫耐受现象　　E. 克隆选择学说

4. 琴纳发明了（　　）

5. 中国人发明了（　　）

（二）填空题

1. 免疫功能包括 ________、________、________。

2. 免疫防御功能异常时表现为 ________ 或 ________ 。

3. 免疫监视功能低下时易发生 ________ 。

4. 免疫是机体识别和清除 ________ ，以维护自身生理平衡与稳定的功能。

（三）名词解释

1. 免疫　　2. 免疫防御　　3. 免疫稳定　　4. 免疫监视

【参考答案】

（一）选择题

1. C　　2. D　　3. C　　4. B　　5. A

（二）填空题

1. 免疫防御　免疫稳定　免疫监视

2. 超敏反应　严重感染

3. 肿瘤

4. 抗原性异物

（三）名词解释

1. 免疫　是机体识别和清除抗原性异物的功能。正常时，对机体有利，表现为维持机体的生理平衡和稳定；异常时，对机体有害，表现为组织损伤和生理功能的紊乱。

2. 免疫防御　指机体清除病原生物和其他外来抗原性异物的功能。

3. 免疫稳定　指机体识别和清除体内衰老及受损伤的细胞，进行免疫调节的功能。

4. 免疫监视　指机体识别和清除体内突变细胞的功能。

（曹德明）

第二章　抗　　原

【重点概要】

（一）抗原的概念

抗原是一种能刺激机体免疫系统产生特异性免疫应答，并能与相应的免疫应答产物（抗体或效应T细胞）发生特异性结合的物质。

（二）抗原的基本性能

1. 免疫原性　指能刺激机体发生免疫应答，产生相应免疫应答产物（抗体或效应T细胞）的能力。

2. 抗原性　又称免疫反应性，指能与相应抗体或效应T细胞发生特异性结合的能力。

（三）抗原的分类

抗原的分类见表2-1。

表2-1　抗原的分类

分类依据	分		类
抗原的基本性能	完全抗原	半抗原	
产生抗体是否需Th	TD-Ag	TI-Ag	
与机体的亲缘关系	异种抗原	同种异型抗原	自身抗原
抗原的化学组成	蛋白质抗原	脂蛋白抗原	糖蛋白抗原
	多糖抗原	核蛋白抗原	
抗原的来源	外源性抗原	内源性抗原	
抗原的获得方式	天然抗原	人工抗原	

（四）决定抗原免疫原性的条件

1. 抗原的异物性　抗原是被机体免疫系统识别为“非己”的物质。异物性是抗原的核心。一般而言，抗原与机体之间的亲缘关系愈远，免疫原性愈强。

2. 抗原的理化性质　包括抗原分子的分子量、化学组成、分子构象与易接近性、物理状态等。一般而言，抗原分子量越大，含有的芳香族氨基酸越多，结构越复杂，其免疫原性越强。

3. 其他因素　①宿主的遗传因素、年龄、性别与健康状况；②抗原进入机体的剂量、途径和次数等。

（五）抗原的特异性

抗原的特异性既表现在免疫原性上，又表现在抗原性上，是由抗原决定基决定的。抗原决定基是抗原分子上决定抗原特异性的特殊化学基团，又称表位。表位的性质、数目、位置和空间构象决定着抗原的特异性。

（六）共同抗原和交叉反应

有些抗原除各有其主要的特异性抗原决定基外，相互间也可存在部分相同或相似的抗原决定基，这样的抗原决定基称为共同抗原。同种属生物间存在的共同抗原称为类属抗原。存在于不同种属生物间的共同抗原称为异嗜性抗原。一种具有共同抗原决定基的物质刺激机体产生的抗体，可与其他含有共同抗原决定基的物质结合发生反应，称为交叉反应。

（七）医学上重要的抗原

医学上重要的抗原有：①病原微生物；②细菌的外毒素和类毒素；③动物免疫血清；④异嗜性抗原；⑤同种异型抗原；⑥自身抗原；⑦肿瘤抗原。

【测试题】

（一）选择题

A_1 型题

1. 半抗原的特点是（　　）
   A. 既有免疫原性，又有抗原性
   B. 只有抗原性，而没有免疫原性
   C. 只有免疫原性，而没有抗原性
   D. 既没有免疫原性，也没有抗原性
   E. 与蛋白质载体结合后，可获得抗原性
2. 对人而言，不属于同种异型抗原的物质是（　　）
   A. Rh 血型抗原　　B. ABO 血型抗原　　C. 主要组织相容性抗原
   D. 异嗜性抗原　　E. 次要组织相容性抗原
3. 与外毒素有相同免疫原性的物质是（　　）
   A. 抗毒素　　B. 细菌素　　C. 类毒素
   D. 抗生素　　E. 干扰素
4. 胸腺依赖性抗原是指（　　）
   A. 在胸腺中产生的抗原
   B. 能直接激活 B 细胞产生体液免疫应答的抗原
   C. 不能刺激机体产生再次应答的抗原
   D. 只能引起细胞免疫应答的抗原
   E. 只有在 T 细胞辅助下，才能激活 B 细胞产生体液免疫应答的抗原
5. 决定抗原特异性的是（　　）
   A. 大分子物质　　B. 表位　　C. 自身物质
   D. 同种异体物质　　E. 异种物质
6. 对人体而言，ABO 血型抗原是（　　）
   A. 异种抗原　　B. 自身抗原　　C. 异嗜性抗原
   D. 共同抗原　　E. 同种异型抗原
7. 异嗜性抗原的本质是（　　）

A. 异种抗原 B. 共同抗原 C. 改变的自身抗原
D. 同种异型抗原 E. 半抗原

8. 存在于不同种属的共同抗原称为（ ）
A. 同种异型抗原 B. 异种抗原 C. 异嗜性抗原
D. 自身抗原 E. 独特型抗原

9. 类毒素具有的性质是（ ）
A. 有免疫原性，有毒性 B. 有免疫原性，无毒性
C. 无免疫原性，有毒性 D. 无免疫原性，无毒性
E. 与外毒素完全相同

10. 免疫学中的“非己”物质**不包括**（ ）
A. 结构发生改变的自身物质 B. 同种异体物质
C. 胚胎期免疫细胞未接触的物质 D. 异种物质
E. 胚胎期免疫细胞接触过的物质

11. 肿瘤相关抗原是（ ）
A. 某一肿瘤细胞特有的抗原
B. 肿瘤时不表达的抗原
C. 正常时不表达的抗原
D. 肿瘤时和正常时都可高表达的抗原
E. 肿瘤时高表达而正常时可低表达的抗原

12. 动物免疫血清（ ）
A. 是半抗原 B. 是抗体
C. 是抗原 D. 既是抗原又是抗体
E. 既不是抗原也不是抗体

B 型题

（13～15 题备选答案）
A. 异种抗原 B. 自身抗原 C. 异嗜性抗原
D. 肿瘤抗原 E. 同种异型抗原

13. 动物免疫血清是（ ）
14. 人类红细胞血型抗原是（ ）
15. 人类组织相容性抗原是（ ）

（16～18 题备选答案）
A. 肿瘤抗原 B. 胸腺非依赖性抗原 C. 自身抗原
D. 同种异型抗原 E. 超抗原

16. 葡萄球菌肠毒素 A～E 为（ ）
17. 眼晶状体蛋白是（ ）
18. 细菌脂多糖是（ ）

（19～21 题备选答案）
A. 大肠埃希菌 O_{14} B. 乙型溶血性链球菌 C. 变形杆菌 O_{19}
D. 伤寒沙门菌 E. 肺炎链球菌

19. 与肖氏沙门菌有共同抗原的细菌是（ ）

20. 与人结肠黏膜有共同抗原的细菌是（　　）

21. 与人肾小球基底膜有共同抗原的细菌是（　　）

（二）填空题

1. 抗原有两种基本性能，即________和________。

2. 具备免疫原性和抗原性的抗原称为________。

3. 具有免疫原性的物质，分子量较大，一般在________以上。

4. 交叉反应的出现是由于________的存在。

5. 抗原的特异性是由________决定的。

6. 依据抗原与机体的亲缘关系，可将抗原分为三类：________、________和________。

7. 动物来源的抗毒素对于人体来说既是________，又是________。

8. 人类最重要的红细胞血型抗原是________和________。

（三）名词解释

1. 抗原　2. 抗原决定基　3. 异嗜性抗原　4. 交叉反应

【参考答案】

（一）选择题

1. B	2. D	3. C	4. E	5. B	6. E	7. B	8. C	9. B
10. E	11. E	12. D	13. A	14. E	15. E	16. E	17. C	18. B
19. D	20. A	21. B						

（二）填空题

1. 免疫原性　抗原性

2. 完全抗原

3. 10kD

4. 共同抗原

5. 抗原决定基

6. 异种抗原　同种异型抗原　自身抗原

7. 抗体　抗原

8. ABO 血型抗原　Rh 血型抗原

（三）名词解释

1. 抗原　是一种能刺激机体免疫系统产生特异性免疫应答，并能与相应的免疫应答产物（抗体或效应 T 细胞）发生特异性结合的物质。

2. 抗原决定基　是抗原分子上决定抗原特异性的特殊化学基团，又称表位。

3. 异嗜性抗原　存在于不同种属生物间的共同抗原称为异嗜性抗原。

4. 交叉反应　一种具有共同抗原决定基的物质刺激机体产生的抗体，可与其他含有共同抗原决定基的物质结合发生反应，称为交叉反应。

（曹德明）

第三章 免疫球蛋白

【重点概要】

（一）抗体和免疫球蛋白的概念

抗体是B细胞识别抗原后增殖分化为浆细胞所产生的一类能与相应抗原特异性结合的球蛋白。将具有抗体活性及化学结构与抗体相似的球蛋白统称为免疫球蛋白。所有的Ab都是Ig，而Ig不是都具有Ab活性。

（二）免疫球蛋白的基本结构

Ig的基本结构是由二硫键连接4条肽链构成的单体，其中2条长链为重链，2条短链为轻链，重链与轻链以及重链与重链间由二硫键相连。每条多肽链都有氨基端（N端）和羧基端（C端）。

（三）免疫球蛋白的分区

Ig分为可变区和恒定区。其中V_H和V_L各有3个高变区，可变区中的非HVR部位称为骨架区，对HVR起支架作用。C_H1与C_H2之间的肽链称铰链区。

（四）免疫球蛋白的分类

根据Ig重链抗原特性的不同，将Ig分为5类，即IgA、IgG、IgD、IgE和IgM。

（五）免疫球蛋白（IgG）的水解片段

1. 木瓜蛋白酶水解片段 ①2个相同的Fab段；②1个Fc段。

2. 胃蛋白酶水解片段 ①1个$F(ab')_2$片段；②pFc′。

（六）免疫球蛋白的生物学活性

Ig的生物学活性有：①特异性结合抗原；②激活补体；③结合Fc受体；④通过胎盘和黏膜。

（七）5类免疫球蛋白的特性

1. IgG ①为单体，半衰期约为23天，是血清含量最高的Ig；②IgG1、IgG2和IgG3的C_H2有补体结合位点，能通过经典途径激活补体；③IgG于出生后3个月开始合成；④是唯一能通过胎盘的抗体；⑤通过Fc段与吞噬细胞结合，发挥调理作用；⑥与NK细胞结合，参与ADCC效应；⑦具有抗菌、抗毒素和抗病毒作用；⑧可参与Ⅱ、Ⅲ型超敏反应。

2. IgM ①为五聚体，是分子量最大的Ig；②激活补体能力比IgG强；③是个体发育过程中最早产生的抗体；④是抗原刺激后出现最早的抗体；⑤天然血型抗体属于IgM；⑥可参与Ⅱ、Ⅲ型超敏反应。

3. IgA ①分为血清型和分泌型两种；②血清型 IgA 以单体形式存在；③分泌型 IgA 由 J 链连接的二聚体和分泌片组成；④分泌型 IgA 主要存在于胃肠道和支气管分泌液、初乳、唾液和泪液中；⑤分泌型 IgA 是参与黏膜局部免疫的主要抗体。

4. IgD ①正常人血清 IgD 浓度很低；②B 细胞表面的 mIgD 可作为 B 细胞分化发育成熟的标志。

5. IgE ①是正常人血清中含量最少的 Ig；②为亲细胞抗体，以其 Fc 段与肥大细胞、嗜碱性粒细胞上的 Fc 受体结合，从而引发Ⅰ型超敏反应。

（八）单克隆抗体

经筛选和克隆化的细胞合成和分泌的抗单一抗原表位的特异性抗体称为单克隆抗体。单克隆抗体结构高度均一，特异性强。

【测试题】

（一）选择题

A_1 型题

1. 免疫球蛋白的基本结构是（　　）
   A. 由 4 条相同的重链组成
   B. 由 4 条相同的轻链组成
   C. 由铰链区连接的 2 条多肽链组成
   D. 由二硫键连接的 2 条肽链组成
   E. 由链间二硫键连接的 4 条肽链组成
2. 抗体分子的抗原结合部位在（　　）
   A. Fc 段　B. Fab 段　C. C_H2
   D. C_H3　E. C_H1
3. IgM 的补体结合点在（　　）
   A. Fab　B. C_H2　C. C_H3
   D. C_H1　E. V_H
4. IgG 的木瓜蛋白酶水解产物是（　　）
   A. Fc　B. 2Fab　C. 2Fab+Fc
   D. Fab+Fc　E. $F(ab')_2+pFc'$
5. 哪种免疫球蛋白能通过胎盘（　　）
   A. IgE　B. IgG　C. IgD
   D. IgM　E. IgA
6. 关于 IgG 的正确解释是（　　）
   A. 胎儿从母体获得的唯一抗体　B. 出现最早的抗体
   C. 血清中不能通过胎盘的抗体　D. 分子量最大的抗体
   E. 参与Ⅰ型超敏反应的抗体
7. 胎儿发育晚期能够合成的免疫球蛋白是（　　）
   A. IgG　B. IgM　C. IgA
   D. IgE　E. SIgA

8. 能与肥大细胞和嗜碱性粒细胞结合的抗体是（　　）
A. IgG　B. IgA　C. IgM
D. IgE　E. IgD

9. 免疫球蛋白的高变区位于（　　）
A. C_H 和 C_L　B. C_H 和 V_L　C. V_H 和 C_H
D. V_H 和 C_L　E. V_H 和 V_L

10. 产妇初乳中含量最多的免疫球蛋白是（　　）
A. IgG　B. IgM　C. SIgA
D. IgE　E. IgA

11. 参与黏膜局部免疫的主要抗体是（　　）
A. IgG　B. IgM　C. SIgA
D. IgE　E. IgD

12. 高变区存在于免疫球蛋白的（　　）
A. 重链 C 区　B. 轻链 C 区　C. 重链 V 区
D. 重链和轻链的 V 区　E. 整个 Fab 段

13. 能够产生单克隆抗体的细胞系是（　　）
A. 抗原激活的 B 细胞与骨髓瘤细胞形成的融合细胞
B. B 细胞与巨噬细胞形成的融合细胞
C. 淋巴细胞与淋巴瘤细胞形成的融合细胞
D. 抗原激活的 T 细胞与骨髓瘤细胞形成的融合细胞
E. 白细胞与骨髓瘤细胞形成的融合细胞

B 型题

（14～16 题备选答案）
A. IgG　B. IgM　C. IgA
D. IgD　E. IgE

14. 分子量最大的是（　　）
15. 血清含量最高的是（　　）
16. 参与Ⅰ型超敏反应的是（　　）

（17～20 题备选答案）
A. 单体　B. 二聚体　C. 三聚体
D. 四聚体　E. 五聚体

17. IgM 是（　　）
18. SIgA 是（　　）
19. IgD 是（　　）
20. IgG 是（　　）

（21～22 题备选答案）
A. V_H、V_L　B. C_H、C_L　C. C_H2
D. C_H3　E. C_H4

21. IgG 与 NK 细胞的 Fc 受体结合的部位是（　　）
22. IgM 与补体结合的部位是（　　）

（二）填空题

1. 根据免疫球蛋白________链________区________的不同，可将免疫球蛋白分为5类。

2. 用木瓜蛋白酶水解 IgG 可得到 2 个________段和 1 个________段。

3. 血清中含量最多的免疫球蛋白类别是________。机体最先出现的免疫球蛋白类别是________。能通过胎盘的免疫球蛋白的类别是________。参与Ⅰ型超敏反应的免疫球蛋白的类别是________。与黏膜局部抵抗力密切相关的免疫球蛋白类别是________。

4. IgA 有________和________两型，________型是机体黏膜局部抗感染的主要因素。

5. 免疫球蛋白的功能包括________、________、________和________。

6. IgG 的基本结构是由两对________通过________连接起来的单体分子；有________和________两端，分________和________两区；胃蛋白酶水解后可形成________段和________。

7. IgM 是由________个单体和一个________链组成的。

8. SIgA 是由________个单体、一个________链和一个________组成的。

9. 5 类免疫球蛋白的重链分别是________、________、________、________和________。

10. 单克隆抗体结构________，特异性________。

（三）名词解释

1. 抗体　2. 免疫球蛋白　3. 高变区　4. 单克隆抗体

【参考答案】

（一）选择题

1. E　2. B　3. C　4. C　5. B　6. A　7. B　8. D　9. E
10. C　11. C　12. D　13. A　14. B　15. A　16. E　17. E　18. B
19. A　20. A　21. D　22. D

（二）填空题

1. 重　恒定　抗原特性
2. Fab　Fc
3. IgG　IgM　IgG　IgE　SIgA
4. 血清型　分泌型　分泌
5. 特异性结合抗原　激活补体　结合 Fc 受体　通过胎盘和黏膜
6. 肽链　链间二硫键　C　N　可变区　恒定区　$F(ab')_2$　pFc′
7. 5　J
8. 2　J　分泌片
9. α　γ　δ　ε　μ
10. 高度均一　强

（三）名词解释

1. 抗体　抗体是 B 细胞识别抗原后增殖分化为浆细胞所产生的一类能与相应抗原特异性结合的球蛋白。

2. 免疫球蛋白　将具有抗体活性及化学结构与抗体相似的球蛋白统称为免疫球蛋白。

3. 高变区　V_H 和 V_L 各有 3 个区域的氨基酸残基组成和排列顺序高度可变，故称高变区。

4. 单克隆抗体　经筛选和克隆化的细胞合成和分泌的抗单一抗原表位的特异性抗体称为单克隆抗体。

（关静岩）

第四章 补体系统

【重点概要】

（一）补体的概念

补体是存在于人和脊椎动物血清与组织液中的一组经活化后具有酶活性的蛋白质，包括30余种可溶性蛋白和膜结合蛋白，故称为补体系统。

（二）补体系统的组成

补体系统的组成按其生物学功能分为3类：①补体的固有成分：C1～C9、B因子、D因子等，其中C1由C1q、C1r和C1s三个亚单位组成；②补体调节蛋白：包括备解素、C1抑制物、I因子和H因子等；③补体受体：CR1～5、C3aR等。

（三）补体的来源和理化性质

大多数血浆补体成分由肝细胞合成，少数由单核-巨噬细胞和肠黏膜上皮细胞等合成。血清中C3含量最高，D因子含量最少。C1q分子量最大，D因子分子量最小。补体性质不稳定，受理化因素影响易失活。例如，56℃30分钟能灭活多数补体成分，室温下补体活性亦可减弱甚至丧失，能使蛋白质变性的理化因素如机械振荡、紫外线照射、强酸强碱、蛋白酶等，均可破坏补体活性。

（四）补体系统的激活过程

正常人体血清中，大多数补体成分以酶原形式存在，在某些激活物的作用下，补体可通过3条途径激活。

1. 经典激活途径　补体的经典激活途径包括3个阶段：①识别阶段：当抗体与相应抗原结合后，抗体暴露补体结合部位，被C1q识别并与之结合，使C1r、C1s相继活化。②活化阶段：活化的C1s使C4和C2活化，其裂解产物C4b和C2a结合形成C3转化酶（$C\overline{4b2a}$）。在C3转化酶的作用下，C3活化，其活化产物C3b与$C\overline{4b2a}$结合形成C5转化酶（$C\overline{4b2a3b}$）。③膜攻击阶段：在C5转化酶作用下，C5活化。之后，C6、C7、C8、C9相继被激活，形成MAC（$C\overline{5b6789n}$），最终导致靶细胞裂解。

2. 旁路激活途径　旁路激活途径的激活物是为补体激活提供保护性环境和接触表面的成分，主要有某些细菌、脂多糖、酵母多糖、葡聚糖等。参与的补体成分有C3、C5～C9、B因子、D因子和P因子等。激活过程不经C1、C4、C2途径，C3转化酶为$C\overline{3bBb}$，C5转化酶为$C\overline{3bBb3b}$。C5转化酶形成后，其后续激活过程及效应与经典途径相同。

3. MBL 激活途径 MBL 激活途径的激活物主要是病原微生物表面的 N 氨基半乳糖或甘露糖。MBL 分子与多种病原微生物表面的 N 氨基半乳糖或甘露糖结合，并发生构型改变，导致 MBL 相关的丝氨酸蛋白酶（MASP）活化。MASP2 活化后裂解 C4 和 C2，形成类似经典激活途径的 C3 转化酶，其后的反应过程与经典激活途径相同。MASP1 能直接裂解 C3 生成 C3b，形成旁路途径的 C3 转化酶，参与并加强旁路途径正反馈效应环路。

补体激活 3 条途径的激活物不同，起点各异，但相互交叉，具有共同的终末反应过程。

（五）补体系统的生物学功能

补体系统的生物学功能见表 4-1。

表 4-1 补体的生物学功能

功　能	补体成分	机　制
溶解细胞作用	C5～C9	形成 MAC 致靶细胞溶解
调理作用	C3b、C4b、iC3b	连结吞噬细胞和靶细胞，促进吞噬
过敏毒素作用	C3a、C4a、C5a	使肥大细胞等释放组胺等血管活性物质，引起血管扩张、毛细血管通透性增加、平滑肌收缩
趋化作用	C5a	使中性粒细胞及单核-巨噬细胞向炎症部位聚集
清除免疫复合物	C3b、C4b	使免疫复合物黏附到表面带有相应补体受体的红细胞等的表面，形成较大的免疫复合物而易被吞噬清除
免疫调节	C3b、CR1	参与抗原呈递、促进免疫细胞增殖、调节免疫细胞效应

【测试题】

（一）选择题

A_1 型题

1. 血清中含量最高的补体成分是（　　）
   A. C1　　B. C2　　C. C3
   D. C5　　E. D 因子
2. 与补体旁路激活途径<u>无关</u>的是（　　）
   A. C3 裂解为 C3a 和 C3b　　B. C4 裂解为 C4a 和 C4b
   C. B 因子裂解为 Ba 和 Bb　　D. C5 裂解为 C5a 和 C5b
   E. 膜攻击复合体形成
3. 具有调理作用的补体成分是（　　）
   A. C4a　　B. C3b　　C. C3a
   D. C2b　　E. C5b
4. 补体经典途径的激活顺序是（　　）
   A. C123456789　　B. C124356789　　C. C132456789
   D. C134256789　　E. C142356789
5. 膜攻击复合体（MAC）是指（　　）

A. C5b　　B. C$\overline{5b67}$　　C. C$\overline{5b678}$

D. C$\overline{5b6789n}$　　E. C9

6. 补体经典途径首先激活的补体成分是（　　）

A. C1q　　B. C1r　　C. C1s

D. C2　　E. C3

7. 补体**不具备**下列哪种作用（　　）

A. 溶解细胞作用　　B. 调理作用　　C. 过敏毒素作用

D. 趋化作用　　E. 中和毒素作用

8. 下列哪种补体成分与C5转化酶形成**无关**（　　）

A. C3　　B. C4　　C. C5

D. C2　　E. B因子

9. 下列与C1q分子结构相似的是（　　）

A. N-氨基半乳糖　　B. 甘露糖　　C. MBL分子

D. MASP1　　E. MASP2

10. 下列何种作用**无需**补体成分参与（　　）

A. 输血反应的红细胞溶解　　B. 清除免疫复合物

C. 调理作用　　D. CTL的杀伤作用

E. 过敏毒素作用

B型题

（11～14题备选答案）

A. C$\overline{4b2a}$　　B. C$\overline{4b2a3b}$　　C. C$\overline{3bBb}$

D. C4b　　E. C$\overline{3bBb3b}$

11. 旁路途径的C3转化酶是（　　）

12. 旁路途径的C5转化酶是（　　）

13. 经典途径的C5转化酶是（　　）

14. 经典激活途径的C3转化酶是（　　）

（二）填空题

1. 根据补体系统生物学功能的不同，将其30余种组分分为3种类型，即________、________和________。

2. 补体激活的3条途径为________途径、________途径和________途径。

3. 补体经典激活途径可分为________阶段、________阶段和________阶段，激活物主要是________。

4. 补体的生物学功能有________、________、________、________、________和________。

5. 补体性质不稳定，受理化因素影响失去________，补体对________尤其敏感，加热________℃、________分钟能使多数补体成分失活。

（三）名词解释

1. 补体　　2. 补体灭活

【参考答案】

（一）选择题

1. C　2. B　3. B　4. E　5. D　6. A　7. E　8. C　9. C　10. D　11. C　12. E　13. B　14. A

（二）填空题

1. 固有成分　调节蛋白　补体受体

2. 经典　旁路　MBL

3. 识别　活化　膜攻击　免疫复合物

4. 溶解细胞作用　调理作用　过敏毒素作用　趋化作用　清除免疫复合物　免疫调节

5. 生物学功能（或活性）　热　56　30

（三）名词解释

1. 补体　补体是存在于人和脊椎动物血清与组织液中的一组经活化后具有酶活性的蛋白质，包括30余种可溶性蛋白和膜结合蛋白，故称为补体系统。

2. 补体灭活　补体受理化因素影响失去生物学功能称为补体灭活。

（李剑平）

第五章　免疫系统

【重点概要】

（一）免疫器官

1. 中枢免疫器官　包括骨髓、胸腺和禽类特有的腔上囊，它们是免疫细胞发生、分化和成熟的场所，对外周免疫器官的发育也有促进作用。

2. 外周免疫器官　包括淋巴结、脾及黏膜相关淋巴组织，它们是T细胞和B细胞定居、增殖及接受抗原刺激产生特异性免疫应答的部位，同时也是血中淋巴细胞进入淋巴系统完成淋巴细胞再循环的主要场所。

（二）T细胞主要表面分子

T细胞主要表面分子及其作用见表5-1。

表5-1　T细胞的主要表面分子及其作用

表面分子	配　体	作　用
TCR	抗原肽-MHC复合物	T细胞抗原受体，特征性标志
CD3		稳定TCR及转导T细胞活化第一信号
CD4	MHCⅡ类分子	T细胞辅助受体
CD8	MHCⅠ类分子	T细胞辅助受体
CD28	B7-1/B7-2	转导T细胞活化第二信号
CD2	LFA-3（CD58）	参与T细胞的活化
CD40L	CD40	B细胞活化的协同刺激分子
PHA		促进T细胞增殖，用于检测T细胞的功能

（三）T细胞亚群

1. 按分化抗原（CD抗原）的不同　分为$CD4^+$T细胞和$CD8^+$T细胞。

2. 按TCR类型不同　分为TCRαβ和TCRγδ两类T细胞。

3. 按功能不同　分为辅助性T细胞、细胞毒性T细胞和调节性T细胞。

4. 按对抗原的应答不同　分为初始T细胞、效应T细胞和记忆性T细胞。

（四）B细胞主要表面分子

B细胞主要表面分子及其作用见表5-2。

表 5-2 B 细胞的主要表面分子及其作用

表面分子	配体	作用
BCR	抗原的 B 细胞表位	B 细胞抗原受体
CD79a/CD79b		稳定 BCR 及传递抗原识别信号
CD80/CD86	CD28	在 T 细胞活化中起协同刺激作用
CD40	CD40L	提供 B 细胞活化的协同刺激信号

（五）NK 细胞

NK 细胞不需抗原预先刺激，即能杀伤靶细胞。NK 细胞有 IgG 的 Fc 受体，当靶细胞膜上的抗原与抗体 IgG 特异性结合时，NK 细胞通过其 Fc 受体与 IgG 结合，触发对靶细胞的杀伤作用，即抗体依赖性细胞介导的细胞毒作用（ADCC）。

（六）单核-巨噬细胞的主要功能

单核-巨噬细胞的主要功能有：①吞噬作用；②处理抗原、呈递抗原信息；③分泌多种生物活性物质，参与免疫应答的调节。

（七）细胞因子及其生物学作用

1. 细胞因子　是由机体多种细胞分泌的具有调节细胞生理功能、介导炎症反应、参与免疫应答和组织修复等多种生物学效应的小分子多肽或糖蛋白。

2. 细胞因子种类　①白细胞介素；②干扰素；③肿瘤坏死因子；④生长因子；⑤集落刺激因子；⑥趋化性细胞因子。

3. 细胞因子生物学作用　①参与固有性免疫应答；②调节适应性免疫应答；③诱导凋亡；④刺激造血。

【测试题】

（一）选择题

A_1 型题

1. 属于中枢免疫器官的是（　　）
   A. 脾　B. 肝脏　C. 胸腺
   D. 淋巴结　E. 散在淋巴组织
2. 人类 B 细胞分化成熟的器官是（　　）
   A. 骨髓　B. 胸腺　C. 法氏囊
   D. 脾　E. 淋巴结
3. T 细胞主要位于淋巴结的（　　）
   A. 深皮质区　B. 淋巴小结　C. 浅皮质区
   D. 髓索　E. 髓窦
4. 受抗原刺激后可增殖分化的细胞是（　　）
   A. APC　B. 嗜碱性粒细胞　C. NK 细胞
   D. T 细胞与 B 细胞　E. DC
5. 与 $CD4^+$ T 细胞活化第二信号的产生密切相关的膜分子之间的作用是（　　）
   A. CD40 与 CD40L 之间的作用

B. CD8 与 MHCⅠ类分子之间的作用
C. CD4 与 MHCⅡ类分子之间的作用
D. CD28 与 B7 分子之间的作用
E. TCR 与 CD3 分子之间的作用

6. Tc 细胞（CTL）表面具有鉴定意义的标志是（ ）
A. CD8 分子 B. CD4 分子 C. CD3 分子
D. CD80 分子 E. CD86 分子

7. Th 细胞表面具有鉴别意义的标志是（ ）
A. CD2 分子 B. CD3 分子 C. CD4 分子
D. CD5 分子 E. CD8 分子

8. 表达低亲和性 IgG Fc 受体（$CD16^{+}$），具有 ADCC 作用的细胞是（ ）
A. 树突状细胞 B. Th 细胞 C. B 细胞
D. NK 细胞 E. Tc 细胞

9. B 细胞抗原识别受体是（ ）
A. TCR B. CR2 C. CD3
D. FcR E. mIg

10. 未成熟 B 细胞表达的膜免疫球蛋白是（ ）
A. mIgG B. mIgM C. mIgA
D. mIgD E. mIgE

11. 与 mIg 共同组成 BCR 复合体的 CD 分子是（ ）
A. CD3 和 CD2 B. CD79a 和 CD79b C. CD19 和 CD21
D. CD40 和 CD40L E. CD80 和 CD86

B 型题

（12～14 题备选答案）
A. 胸腺 B. 骨髓 C. 腔上囊
D. 淋巴结 E. 脾

12. 鸟类 B 细胞成熟的场所是（ ）
13. T 细胞成熟的场所是（ ）
14. 人类 B 细胞成熟的场所是（ ）

（15～17 题备选答案）
A. T 细胞 B. B 细胞 C. NK 细胞
D. LAK 细胞 E. 单核-巨噬细胞

15. 依赖 IL-2 活化，具有广谱的抗肿瘤作用的是（ ）
16. 无吞噬作用，但不需抗原预先刺激即能杀伤靶细胞的是（ ）
17. 具有吞噬作用并能呈递抗原的是（ ）

（18～21 题备选答案）
A. CD3 B. CD4 C. CD8
D. CD28 E. CD40

18. 与 TCR 形成稳定的复合物结构的是（ ）
19. 为 T 细胞提供重要的协同刺激信号的是（ ）

20. 在B细胞活化中起协同刺激作用的是（　　）

21. 与MHCⅡ类分子非肽结合区结合的是（　　）

（二）填空题

1. 免疫器官按其发生和功能不同可分为________和________，前者是免疫活性细胞发生、分化和________的场所；后者是免疫活性细胞________的场所，也是发生免疫应答的重要部位。

2. 免疫活性细胞包括________和________两种。前者又称为________，后者又称为________。

3. 外周免疫器官包括________、________和________。

4. TCR有________、________、________和________四种肽链。据此可将T细胞分为________及________两种类型。

5. CD28分子的配体是________。

6. T细胞按CD抗原的不同分为________和________两大类。

7. 哺乳动物没有法氏囊，其B淋巴细胞在________中发育成熟。

8. BCR复合物是由________与________借非共价键连接组成。

9. B细胞的3个主要功能是________、________和________。

10. NK细胞表达$CD16^+$，为低亲和性________受体，因此具有________作用。

11. 专职性抗原呈递细胞主要包括________、________和________。

12. 根据细胞因子的主要特性和功能，可将其分为6类，即________、________、________、________、________和________。

（三）名词解释

1. 免疫细胞　2. 抗原呈递细胞　3. ADCC　4. 细胞因子

【参考答案】

（一）选择题

1. C　2. A　3. A　4. D　5. D　6. A　7. C　8. D　9. E
10. B　11. B　12. C　13. A　14. B　15. D　16. C　17. E　18. A
19. D　20. E　21. B

（二）填空题

1. 中枢免疫器官　外周免疫器官　成熟　定居
2. T细胞　B细胞　胸腺依赖性淋巴细胞　骨髓依赖性淋巴细胞
3. 淋巴结　脾　黏膜相关淋巴组织
4. α　β　γ　δ　TCRαβ　TCRγδ
5. B7
6. $CD4^+$ T细胞　$CD8^+$ T细胞
7. 骨髓
8. mIg　CD79a（Igα）/CD79b（Igβ）
9. 产生抗体　呈递抗原　分泌细胞因子参与免疫应答
10. IgGFc　ADCC

11. 单核-巨噬细胞 树突状细胞 B细胞

12. 白细胞介素 干扰素 肿瘤坏死因子 生长因子 集落刺激因子 趋化性细胞因子

（三）名词解释

1. 免疫细胞 凡与免疫应答有关的细胞统称为免疫细胞，包括所有种类的血细胞。

2. 抗原呈递细胞 抗原呈递细胞（antigen presenting cell，APC）是指能够加工、处理抗原并将抗原信息呈递给T淋巴细胞的一类细胞。

3. ADCC 当靶细胞膜上的抗原与抗体IgG特异性结合时，NK细胞通过其Fc受体与IgG结合，触发对靶细胞的杀伤作用，即抗体依赖性细胞介导的细胞毒作用（ADCC）。

4. 细胞因子 是由机体多种细胞分泌的具有调节细胞生理功能、介导炎症反应、参与免疫应答和组织修复等多种生物学效应的小分子多肽或糖蛋白。

（关静岩）

第六章　主要组织相容性复合体

【重点概要】

（一）主要组织相容性复合体的概念及基因结构

1. 主要组织相容性复合体的概念　编码主要组织相容性抗原系统的基因群即为主要组织相容性复合体（MHC）。MHC 编码的抗原分子通常称为 MHC 分子，即主要组织相容性抗原（分子）。人类 MHC 称为 HLA 基因或 HLA 基因复合体，其编码产物称为 HLA 分子或 HLA 抗原。

2. HLA 复合体的基因结构　HLA 复合体的基因结构非常复杂，是由多个紧密相邻的基因座位所组成的一个基因群，而非单一的一个基因座位。HLA 复合体位于人类第 6 号染色体的短臂，可分为：①经典的 HLAⅠ类基因和 HLAⅡ类基因；②免疫功能相关基因。

3. HLA 复合体的多态性与单倍型遗传　多态性是群体概念，指 HLA 复合体中每个基因座位在人群中存在多个等位基因。另外，HLA 复合体等位基因均为共显性，使其多态性更显丰富。单倍型是指一条染色体上 HLA 不同座位等位基因的特定组合。在遗传过程中，HLA 单倍型作为一个完整的遗传单位由亲代传给子代，即为单倍型遗传。

（二）HLA 分子的结构、分布与功能

1. HLA 分子的结构　经典的 HLAⅠ类基因编码的产物称为经典 HLAⅠ类分子。经典的 HLAⅠ类分子是由一条重链和一条轻链组成的异二聚体。此异二聚体为跨膜蛋白，远膜端的肽结合区，主要呈递内源性抗原肽片段给 $CD8^+$ T 细胞，同时，$CD8^+$ T 细胞表面的 CD8 分子识别 HLAⅠ类分子的非肽结合区。

经典的 HLAⅡ类基因编码的产物称为经典 HLAⅡ类分子。经典的 HLAⅡ类分子是由分子量相近的 α 链和 β 链组成的异二聚体。HLAⅡ类分子也为跨膜蛋白，远膜端构成的肽结合区，主要呈递外源性抗原肽片段给 $CD4^+$ T 细胞，同时，$CD4^+$ T 细胞表面的 CD4 分子识别 HLAⅡ类分子的非肽结合区。

2. HLA 分子的分布　经典的 HLAⅠ类分子分布于所有有核细胞表面；经典的 HLAⅡ类分子分布较为局限，主要表达于 B 细胞、巨噬细胞、树突状细胞等专职抗原呈递细胞表面。

3. HLA 分子的功能　概括如下：

（1）经典 HLA 分子作为抗原呈递分子参与适应性免疫应答：经典 HLA 分子的主要功能是参与抗原的处理和呈递，从而启动特异性免疫应答。其中，经典的 HLAⅠ类分子主要呈递内源性抗原肽片段给 $CD8^+$ T 细胞；经典的 HLA Ⅱ类分子主要呈递外源性抗原肽片段给 $CD4^+$ T 细胞。与此相关或由此派生出一些功能形式：①参与免疫细胞间相互作用：CTL 与靶细胞、Th 与 APC 间相互作用时，具有自身 MHC 限制性；②参与 T 细胞分化发育；③参与对免疫应答的遗传调控。

（2）免疫功能相关基因的编码分子主要参与固有免疫应答。

（三）HLA 在医学上的意义

1. HLA 与器官移植　组织器官移植的成败主要取决于供、受者之间 HLA 型别相匹配的程度。

2. HLA 分子的异常表达和临床疾病　某些肿瘤细胞表面 HLA Ⅰ类分子表达降低或缺失，造成肿瘤细胞逃脱免疫监视。正常情况下不表达 HLA Ⅱ类分子的细胞若异常表达 HLA Ⅱ类分子，可导致自身免疫病的发生。

3. HLA 与疾病关联　HLA 是人体对疾病易感与否的主要免疫遗传学成分。

4. HLA 与法医学的关系　因为 HLA 复合体呈高度多态性，检测 HLA 型别已成为法医学上进行个体识别和亲子鉴定的重要手段。

【测试题】

（一）选择题

A_1 型题

1. HLA 复合体位于人类（　　）
   A. 第 17 号染色体短臂　　B. 第 6 号染色体短臂
   C. 第 9 号染色体短臂　　D. 第 2 号染色体短臂
   E. 第 22 号染色体短臂

2. 编码 HLA Ⅰ类分子的基因位于（　　）
   A. HLA-DR 亚区
   B. HLA-DP 亚区
   C. HLA-DQ 亚区
   D. 第 6 号染色体短臂近着丝点一端
   E. 第 6 号染色体短臂远离着丝点一端

3. 人群中不同个体之间 HLA 分子属于（　　）
   A. 异嗜性抗原　　B. 自身抗原　　C. 异种抗原
   D. 隐蔽抗原　　E. 同种异型抗原

4. 下列哪一个<u>**不是**</u>由 HLA 基因编码的（　　）
   A. 经典 HLA Ⅰ类分子重链（α 链）　　B. 经典 HLA Ⅰ类分子轻链（β_2-m）
   C. 经典 HLA Ⅱ类分子　　D. 经典 HLA Ⅱ类分子 α 链
   E. 经典 HLA Ⅱ类分子 β 链

5. 经典 HLA Ⅰ类分子的肽结合区（　　）
   A. 主要结合外源性抗原肽片段呈递给 $CD8^+$ T 细胞
   B. 主要结合内源性抗原肽片段呈递给 $CD8^+$ T 细胞
   C. 主要结合外源性抗原肽片段呈递给 $CD4^+$ T 细胞

D. 主要结合内源性抗原肽片段呈递给 $CD4^+$ T 细胞
E. 以上都不是

6. 经典 HLAⅡ类分子的肽结合区（ ）
A. 主要结合外源性抗原肽片段呈递给 $CD8^+$ T 细胞
B. 主要结合内源性抗原肽片段呈递给 $CD8^+$ T 细胞
C. 主要结合外源性抗原肽片段呈递给 $CD4^+$ T 细胞
D. 主要结合内源性抗原肽片段呈递给 $CD4^+$ T 细胞
E. 以上都不是

7. 经典 HLAⅡ类分子主要分布于（ ）
A. 专职抗原呈递细胞表面　B. 红细胞
C. 所有有核细胞表面　D. 神经细胞
E. HLAⅠ类分子不表达的细胞表面

8. 编码经典 HLAⅠ类分子轻链（β_2-m）的基因位于（ ）
A. 第 6 号染色体　B. 第 7 号染色体　C. 第 2 号染色体
D. 第 15 号染色体　E. 第 22 号染色体

9. 下列哪种情况与恶性肿瘤逃避宿主的免疫监视有关（ ）
A. 肿瘤细胞表面经典 HLAⅠ类分子表达减少
B. 肿瘤细胞表面经典 HLAⅠ类分子表达增加
C. 肿瘤细胞表面经典 HLAⅡ类分子表达减少
D. 肿瘤细胞表面经典 HLAⅡ类分子表达增加
E. 以上都有关

10. 强直性脊柱炎的发病与下列哪种 HLA 抗原阳性关联（ ）
A. HLA-B17　B. HLA-B37　C. HLA-B27
D. HLA-B7　E. HLA-B67

B 型题

（11～12 题备选答案）
A. CD3 分子　B. CD4 分子　C. CD5 分子
D. CD8 分子　E. CD2 分子

11. 可与经典 HLAⅠ类分子结合的是（ ）
12. 可与经典 HLAⅡ类分子结合的是（ ）

（二）填空题

1. 经典 HLAⅠ类基因包括________、________和________ 3 个基因座位；经典 HLAⅡ类基因由________、________和________ 3 个亚区组成。

2. HLA 复合体与器官移植的成败密切相关，主要由于其具备________的遗传特征。

3. 经典 HLAⅠ类分子的肽结合区是结合________肽片段的部位，经典 HLAⅡ类分子的肽结合区是结合________肽片段的部位。

4. HLA 复合体为单倍型遗传，亲代与子代之间必然有________个单倍型相同。在同胞之间，两个单倍型完全相同或完全不同的概率各占________；有一个单倍型相同的概率占________。

5. 因为 HLA 复合体呈高度________，所以检测 HLA 型别已成为法医学上进行个体识别和亲子鉴定的重要手段。

（三）名词解释

1. 主要组织相容性复合体　2. 主要组织相容性抗原　3. HLA 分子　4. MHC 限制性

【参考答案】

（一）选择题

1. B　2. E　3. E　4. B　5. B　6. C　7. A　8. D　9. A
10. C　11. D　12. B

（二）填空题

1. B　C　A　DP　DQ　DR
2. 多态性
3. 内源性抗原　外源性抗原
4. 一　25%　50%
5. 多态性

（三）名词解释

1. 主要组织相容性复合体　编码主要组织相容性抗原系统的基因群即为主要组织相容性复合体（MHC）。

2. 主要组织相容性抗原　MHC 编码的抗原分子通常称为 MHC 分子，即主要组织相容性抗原（分子）。

3. HLA 分子　人类 MHC 称为 HLA 基因或 HLA 基因复合体，其编码产物称为 HLA 分子或 HLA 抗原。

4. MHC 限制性　指 TCR 识别抗原肽的同时必须识别自身 MHC 分子的现象。

（李水仙）

第七章　免疫应答

【重点概要】

（一）免疫应答的概念

免疫应答是指机体识别和清除抗原性异物的全过程，包括抗原呈递细胞对抗原的摄取、处理及呈递，免疫活性细胞对抗原的识别及自身活化、增殖、分化，以及产生的特异性免疫效应。

（二）免疫应答的基本过程

1. 抗原呈递和识别阶段　指 APC 对抗原的摄取、处理和呈递以及免疫活性细胞对抗原的识别。

2. 活化、增殖和分化阶段　指 T 细胞和 B 细胞接受抗原刺激后，活化、增殖和分化，产生抗体和效应 T 细胞的阶段。

3. 效应阶段　指抗体和效应 T 细胞与相应抗原发生特异性结合，发挥清除抗原的阶段。

（三）免疫应答的主要特点

1. 特异性　表现为免疫活性细胞只能接受相应抗原刺激而活化，所形成的免疫效应细胞和抗体只能与相应抗原发生反应。

2. 记忆性　表现为机体再次接触相同抗原时发生的免疫应答，比初次接触抗原时反应更迅速、更强烈。

（四）$CD4^+$ Th1 的作用

$CD4^+$ Th1 细胞主要是通过合成细胞因子发挥免疫效应（表 7-1）。

表 7-1　$CD4^+$ Th1 细胞合成的主要细胞因子及作用

细胞因子	作　　用
IFN-γ	①增强巨噬细胞等 MHCⅡ/Ⅰ类分子的表达，提高抗原呈递能力；②活化单核-巨噬细胞，增强其吞噬杀菌能力；③活化 NK 细胞，增强其杀伤肿瘤细胞和抗病毒作用，提高机体免疫监视功能
IL-2	①刺激 $CD8^+$ Tc 细胞增殖分化为效应 Tc 细胞；②刺激 $CD4^+$ Th 细胞增殖分化，分泌 IL-2、TNF-β 和 IFN-γ；③增强 NK 细胞、巨噬细胞杀伤活性
TNF-β	①产生炎症作用和杀伤靶细胞；②抗病毒作用；③激活中性粒细胞、巨噬细胞，释放 IL-1、IL-6、IL-8 等细胞因子

（五）CD8$^+$ Tc 细胞的作用

1. 使靶细胞裂解 ①Tc 细胞特异性识别结合靶细胞；②Tc 细胞释放穿孔素和颗粒酶；③靶细胞膜上出现大量小孔，水分子通过小孔进入细胞质，颗粒酶也可通过穿孔素形成的孔道进入靶细胞，导致靶细胞裂解死亡。

2. 使靶细胞凋亡 Tc 细胞活化后大量表达 FasL，FasL 和靶细胞表面的 Fas 分子结合，引发死亡信号的逐级转导，最终激活内源性 DNA 内切酶，使 DNA 断裂，导致靶细胞死亡。

（六）B 细胞对 TD 抗原的免疫应答

1. 抗原呈递和识别阶段 ①外源性 TD-Ag 进入体内后，由 APC 加工形成稳定的抗原肽-MHCⅡ类分子复合物；② Th 细胞 TCR 识别 MHCⅡ类分子复合物，而 CD4 分子识别 MHCⅡ类分子的非肽结合区；③ B 细胞以 BCR 识别并结合特异性抗原。

2. 活化、增殖和分化阶段 ①Th 细胞识别抗原肽-MHCⅡ类分子复合物后，产生 T 细胞活化的第一信号，APC 表面协同刺激分子与 T 细胞表面协同刺激分子受体结合，产生 T 细胞活化第二信号。在细胞因子参与下，Th 细胞活化、增殖并高表达 CD40L。②B 细胞的 BCR 识别并结合抗原肽，产生 B 细胞活化第一信号，活化的 T 细胞表面表达的 CD40L 与 B 细胞表面的 CD40 结合，与其他协同刺激分子共同提供 B 细胞活化的第二信号。在细胞因子的参与下，B 细胞活化、增殖、分化为浆细胞。

3. 效应阶段 浆细胞合成并分泌抗体，分泌至体液中的抗体与相应抗原结合后发挥多种生物学效应。

（七）抗体产生的一般规律

抗体产生的一般规律见表 7-2。

表 7-2 抗体产生的一般规律

	初次应答	再次应答
潜伏期	长（5～10 天）	短（2～3 天）
抗体浓度	较低	较高
抗体维持时间	短	长
抗体亲和力	较低	较高
抗体的类别	IgM 为主	IgG 为主

【测试题】

（一）选择题

A_1 型题

1. 下列细胞间作用受 MHCⅠ类分子限制的是（　　）

A. APC 与 Th 细胞　B. NK 细胞与靶细胞　C. Th 细胞与 Tr 细胞
D. Tc 细胞与靶细胞　E. Th 细胞与 B 细胞

2. 传递 TCR 识别抗原信号的是（　　）

A. CD2　B. CD3
C. Igα/Igβ　D. mIg

E. MHCⅠ/MHCⅡ类分子

3. 免疫应答过程<u>不包括</u>（　　）

A. T细胞在胸腺内的分化成熟
B. B细胞对抗原的特异性识别
C. 巨噬细胞对抗原的处理和呈递
D. T细胞和B细胞的活化、增殖和分化
E. 效应细胞和效应分子的产生和作用

4. 特异性细胞免疫的效应细胞是（　　）

A. Th1、Th2　　B. Th1、Tc　　C. Th1、Tr
D. Th2、Tc　　E. Th2、Tr

5. 产生$CD4^+$T细胞活化第二信号的主要分子是（　　）

A. CD8与MHCⅠ类分子　　B. CD2与IgG
C. CD4与MHCⅡ类分子　　D. CD28与B7
E. TCR与CD3

6. 下列关于Tc细胞杀伤靶细胞的提法，正确的是（　　）

A. Tc细胞无须与靶细胞接触
B. 靶细胞被溶解时，Tc同时受损
C. Tc细胞具有特异性杀伤作用
D. 穿孔素诱导靶细胞凋亡
E. 一个Tc细胞只能杀伤一个靶细胞

7. 与B细胞活化第二信号产生密切相关的膜表面分子间的作用是（　　）

A. B7分子与CD28分子间的相互作用
B. CD4分子与MHC-Ⅱ类分子间的相互作用
C. IL-2与IL-2R间的相互作用
D. CD40L与CD40分子间的相互作用
E. BCR-Igα/Igβ复合物与抗原间的相互作用

8. 可表达CD40L的淋巴细胞是（　　）

A. 静息T细胞　　B. 静息B细胞　　C. 活化B细胞
D. 活化T细胞　　E. 活化NK细胞

9. 抗体初次应答的特点是（　　）

A. 抗体以IgG类为主　　B. 抗体亲和力较高
C. 抗体浓度上升较快　　D. 抗体浓度上升较慢
E. 抗体产生潜伏期较短

10. 抗体再次应答的特点是（　　）

A. 抗体以IgG类为主　　B. 抗体亲和力较低
C. 抗体在体内维持时间较短　　D. 抗体浓度上升较慢
E. 抗体产生潜伏期较长

11. 可产生免疫记忆的细胞是（　　）

A. 巨噬细胞　　B. 中性粒细胞　　C. T细胞和B细胞
D. 肥大细胞　　E. NK细胞

12. 最易导致免疫耐受的抗原注射途径是（　　）
A. 皮内注射　　B. 皮下注射　　C. 静脉注射
D. 肌内注射　　E. 腹腔注射

13. 最易诱导免疫耐受的时期是（　　）
A. 胚胎期　　B. 新生儿期　　C. 儿童期
D. 青年期　　E. 老年期

B 型题

（14～17 题备选答案）
A. CD2　　B. CD4　　C. CD8
D. CD28　　E. CD40L

14. B 细胞上 B7 相应的配体分子是（　　）
15. B 细胞上 CD40 相应的配体分子是（　　）
16. 与 MHCⅠ类分子结合的是（　　）
17. 与 MHCⅡ类分子结合的是（　　）

（18～19 题备选答案）
A. IgM　　B. IgA　　C. IgD
D. IgE　　E. IgG

18. 初次应答产生的抗体主要是（　　）
19. 再次应答产生的抗体主要是（　　）

（20～21 题备选答案）
A. $CD4^+$ Th1 细胞　　B. $CD8^+$ 效应 Tc 细胞　　C. 中性粒细胞
D. 活化的巨噬细胞　　E. NK 细胞

20. 能特异性杀伤病毒感染细胞的是（　　）
21. 能分泌细胞因子使巨噬细胞活化的是（　　）

（二）填空题

1. 免疫应答的基本过程包括________、________和________ 3 个阶段。

2. 免疫应答的基本类型可分为由________介导的________免疫应答和由________介导的________免疫应答。

3. 对 TD 抗原的体液免疫应答，参与的细胞主要有________、________和________。

4. 细胞免疫应答中，产生免疫效应的 T 细胞是________细胞和________细胞。

5. T 细胞活化第二信号主要是由 APC 表面________分子与 T 细胞表面________分子相互作用产生的。

6. Th 细胞活化第一信号是通过 APC 细胞表面的________与 Th 细胞表面的________结合作用后产生的。

7. $CD4^+$ Th1 细胞释放的细胞因子主要有________、________和________。

8. 效应 Tc 细胞产生的介导细胞毒效应的物质主要包括________、________和________。

9. 效应 Tc 细胞攻击靶细胞具有________特异性，并受________分子限制。

10. 免疫耐受是指机体对某种抗原的________性无应答状态。

11. 影响免疫耐受形成的抗原因素包括________、________和________。

（三）名词解释

1. 免疫应答　2. 初次应答　3. 再次应答　4. 免疫调节　5. 免疫耐受

【参考答案】

（一）选择题

1. D　2. B　3. A　4. B　5. D　6. C　7. D　8. D　9. D
10. A　11. C　12. C　13. A　14. D　15. E　16. C　17. B　18. A
19. E　20. B　21. A

（二）填空题

1. 抗原呈递和识别阶段　活化、增殖和分化阶段　效应阶段
2. T 细胞　细胞　B 细胞　体液
3. 抗原呈递细胞（APC）　Th 细胞　B 细胞
4. $CD4^+$ Th1　$CD8^+$ Tc
5. B7　CD28
6. 抗原肽-MHCⅡ类分子　TCR-CD3 复合体
7. IL-2　IFN-γ　TNF-β
8. 穿孔素　颗粒酶　FasL
9. 抗原　MHCⅠ类
10. 特异
11. 抗原的性质　抗原的剂量　抗原的免疫途径

（三）名词解释

1. 免疫应答　是指机体识别和清除抗原性异物的全过程，包括抗原呈递细胞对抗原的摄取、处理及呈递，免疫活性细胞对抗原的识别及自身活化、增殖、分化，以及产生的适应性免疫效应。

2. 初次应答　是机体初次接受抗原刺激发生的免疫应答。特点是潜伏期长，抗体产生慢，血中浓度低，亲和力低，在体内维持时间短。

3. 再次应答　是机体再次接受相同抗原刺激发生的免疫应答。特点是潜伏期短，血中抗体浓度升高快，亲和力强，维持时间长。

4. 免疫调节　免疫调节是指机体在遗传基因调控下，免疫细胞、免疫分子、神经内分泌系统共同参与，使免疫应答强度适宜，维持机体内环境稳定的过程。

5. 免疫耐受　是机体免疫系统在某种抗原诱导下形成的特异性无免疫应答状态。

（关静岩）

第八章　抗感染免疫

【重点概要】

（一）抗感染免疫的概念及主要内容

抗感染免疫是机体抵抗病原生物及其有害产物，以维持生理稳定的功能。固有免疫（先天性免疫或称非特异性免疫）应答和适应性免疫（获得性免疫或称特异性免疫）应答均参与宿主的抗感染免疫过程。不同的病原体感染以及一种病原体感染的不同时相或过程中，不同的免疫机制（固有免疫应答、适应性细胞免疫应答、适应性体液免疫应答）有先有后，彼此配合。抗感染免疫包括抗细菌免疫、抗病毒免疫、抗真菌免疫、抗寄生虫免疫等。

（二）固有免疫应答的抗感染免疫作用

1. 屏障结构　①皮肤黏膜屏障；②血脑屏障；③胎盘屏障。

2. 吞噬细胞　人体内专职吞噬细胞分为两类：一类是小吞噬细胞，主要指中性粒细胞，还有嗜酸性粒细胞；另一类是大吞噬细胞，即单核巨噬细胞。

（1）吞噬过程：可分为3个阶段：趋化与黏附；吞入；杀灭与消化。

（2）吞噬作用的后果：有完全吞噬和不完全吞噬，同时还会造成组织损伤。

3. 自然杀伤细胞　自然杀伤细胞（NK）是非特异抗病毒感染的重要力量，可直接杀伤病毒感染细胞，还可对病毒感染细胞发挥ADCC作用。

4. 体液因素　主要包括：①补体系统循3条激活途径被激活后参与抗感染免疫；②溶菌酶通过裂解细菌细胞壁肽聚糖的β-1，4糖苷键，主要使革兰阳性菌死亡；③干扰素具有广谱抗病毒作用，且发挥作用在特异性免疫应答产生前。

（三）适应性免疫应答的抗感染免疫作用

1. 抗细菌免疫　抗胞外细菌免疫以特异性抗体为主；抗胞内细菌免疫主要靠特异性细胞免疫应答。

2. 抗病毒免疫　对释放至细胞外的病毒主要由特异性抗体发挥作用，对细胞内的病毒主要由特异性细胞免疫发挥作用。

3. 抗真菌免疫　真菌感染时，固有免疫应答在阻止真菌病的发生上起重要作用，而适应性免疫应答与真菌病的恢复密切相关。

4. 抗寄生虫免疫　多数情况下，人体感染寄生虫后可产生特异性免疫应答，但作用比较弱。

由于人体抗不同病原体的特异性免疫应答强度有异，加之宿主和病原体的种类以及两者间相互关系的不同，抗病原体特异性免疫应答大致分为 2 种类型：①消除性免疫；②非消除性免疫：包括寄生虫感染时的带虫免疫和伴随免疫，结核分枝杆菌感染时的传染性免疫或有菌免疫。

【测试题】

（一）选择题

A_1 型题

1. 对固有免疫应答的**错误**描述是（　　）
   A. 经遗传获得
   B. 生来就有
   C. 正常人体都有
   D. 是针对某种病原体的抗感染免疫
   E. 对入侵的病原体最先发挥抗感染作用
2. 皮肤黏膜屏障作用**不包括**（　　）
   A. 机械阻挡作用　B. 分泌乳酸　C. 分泌脂肪酸
   D. 微生物屏障作用　E. 吞噬杀菌作用
3. 小吞噬细胞主要是指（　　）
   A. 中性粒细胞　B. 肥大细胞　C. 嗜碱性粒细胞
   D. 巨噬细胞　E. 单核细胞
4. 对血脑屏障的**错误**描述是（　　）
   A. 由软脑膜、脉络膜、脑毛细血管壁及其壁外星状胶质细胞等所构成
   B. 能阻挡病原体进入脑组织
   C. 对中枢神经系统有保护作用
   D. 婴幼儿时期未发育成熟易发生中枢神经系统感染
   E. 是阻止病原体入侵机体的第一道屏障
5. 完全吞噬是指（　　）
   A. 将入侵的病原体全部吞噬　B. 吞噬后病原体被杀死、消化
   C. 病原体在吞噬细胞内生长　D. 病原体随吞噬细胞游走、扩散
   E. 吞噬过程不能依赖抗体的协助
6. **不属于**正常体液中抗菌物质的是（　　）
   A. 未活化的补体成分　B. 活化的补体成分　C. 抗生素
   D. 溶菌酶　E. 干扰素
7. 抑制病原体黏附皮肤黏膜细胞的主要抗体是（　　）
   A. IgG　B. IgM　C. IgE
   D. SIgA　E. 血清型 IgA
8. 下列何种作用**不是**特异性抗病毒免疫（　　）
   A. 抗体的中和作用　B. SIgA 的作用
   C. $CD8^+$ T 细胞介导的免疫应答　D. $CD4^+$ T 细胞介导的免疫应答
   E. 干扰素作用

B 型题

（9～11 题备选答案）

A. 大吞噬细胞　　B. SIgA

C. T 细胞介导的细胞免疫应答　　D. 溶菌酶

E. 干扰素

9. 特异性对胞内病原体起主要抗感染作用的是（　　）

10. 对革兰阳性菌起主要破坏作用的是（　　）

11. 阻止病原体黏附皮肤黏膜细胞的是（　　）

（二）填空题

1. 特异性抗细胞内的病毒主要由________发挥作用；特异性抗细胞外的病毒主要由________发挥作用。

2. 特异性抗胞外细菌免疫以________为主；特异性抗胞内细菌免疫主要靠________。

3. 消除性免疫和非消除性免疫是按照抗病原体特异性免疫应答的________而区分的，消除性免疫多见于________和________感染，而________和________感染则常为非消除性免疫。

4. 按照病原体的不同，抗感染免疫包括________、________、________和________等内容。

5. 人体内专职吞噬细胞分为 2 类：________和________。

6. 人体的屏障结构包括________、________和________。

（三）名词解释

1. 抗感染免疫

2. 完全吞噬

3. 不完全吞噬

4. 固有免疫应答

5. 适应性免疫应答

【参考答案】

（一）选择题

1. D　2. E　3. A　4. E　5. B　6. C　7. D　8. E　9. C　10. D　11. B

（二）填空题

1. 特异性细胞免疫应答　抗体

2. 抗体　$CD4^+$ Th1 细胞（或特异性细胞免疫应答）

3. 结果不同　细菌　病毒　真菌　寄生虫

4. 抗细菌免疫　抗病毒免疫　抗真菌免疫　抗寄生虫免疫

5. 大吞噬细胞　小吞噬细胞

6. 皮肤黏膜　血脑屏障　胎盘屏障

（三）名词解释

1. 抗感染免疫　是机体抵抗病原生物及其有害产物，以维持生理稳定的功能。

2. 完全吞噬　即病原体被吞噬后经杀灭消化，未消化的残渣排出胞外。

3. 不完全吞噬　即病原体虽可被单核巨噬细胞吞噬却不被杀死，甚至在吞噬细胞内得到保护并生长繁殖，且随吞噬细胞游走扩散到全身其他部位。

4. 固有免疫应答　生来就有、不需后天抗原刺激，病原体侵入宿主后，具有即刻、快速的免疫作用，但其作用缺乏抗原特异性和记忆性。

5. 适应性免疫应答　通常是宿主出生后经抗原刺激而产生的特异性免疫应答，一般发生作用在抗原侵入宿主 7～10 天以后，具有抗原特异性和记忆性。

（李水仙）

第九章　超敏反应

【重点概要】

超敏反应是指机体对某些抗原初次应答后，再次接受相同抗原刺激时，发生的一种以机体生理功能紊乱或组织细胞损伤为主的特异性免疫应答。它不是疾病名称，而是一些疾病的发病机制。超敏反应又称变态反应或过敏反应。

（一）Ⅰ型超敏反应

1. 概念及特征　Ⅰ型超敏反应是一种主要由特异性 IgE 抗体介导的超敏反应。主要特征是：①再次接触变应原后，反应发生快、消退亦快（故此型超敏反应又称速发型超敏反应）；②通常只使机体出现功能紊乱，而不发生严重的组织细胞损伤（反复发生的晚期相反应例外）；③具有明显个体差异和遗传背景，对变应原易产生 IgE 抗体应答的超敏患者称为特应性素质个体。

2. 变应原　种类繁多。

3. Ⅰ型超敏反应的发生机制　概括如下：

（1）参与Ⅰ型超敏反应的主要体内成分：①IgE 抗体；②主要效应细胞，即肥大细胞和嗜碱性粒细胞；③主要生物活性介质，有原发介质和继发介质。

（2）发生过程：①致敏阶段：指变应原进入体内，诱发产生 IgE 抗体，并在不结合抗原的情况下，通过其 Fc 段与肥大细胞和嗜碱性粒细胞膜表面 FcεR Ⅰ结合使其致敏的过程；②激发阶段：指相同变应原再次进入机体时，多价变应原与致敏肥大细胞和嗜碱性粒细胞表面 2 个或 2 个以上相邻的 IgE 抗体结合，从而使膜表面 FcεR Ⅰ交联，诱导细胞脱颗粒释放组胺等原发介质及合成释放白三烯等继发介质；③效应阶段：指活性介质作用于靶组织和器官，引起局部或全身过敏反应的阶段，根据效应发生的快慢和持续时间的长短，可分为即刻/早期相反应和晚期相反应两种类型。

4. 临床常见的Ⅰ型超敏反应性疾病　包括：①全身性过敏反应；②呼吸道过敏反应；③消化道过敏反应；④皮肤过敏反应。

（二）Ⅱ型超敏反应

1. 概念　Ⅱ型超敏反应是由 IgG 和 IgM 类抗体与靶组织细胞表面相应抗原或细胞外基质抗原结合后，在补体、吞噬细胞和 NK 细胞参与下，引起的以细胞溶解或组织损伤为主的病理性免疫反应。

2. Ⅱ型超敏反应的发生机制　包括以下两方面：

（1）具备成为靶组织细胞表面抗原或细胞外基质抗原的条件：①自体正常组织细胞或

细胞外基质；②异体正常细胞；③改变的自身细胞或细胞外基质；④半抗原或抗原-抗体复合物在自身细胞表面的结合。

（2）抗体、补体和效应细胞的作用：①靶细胞表面抗原与IgG和IgM类抗体结合后，通过补体的溶细胞作用、补体裂解片段和抗体的调理吞噬作用、ADCC作用等使靶细胞破坏；②细胞外基质抗原与抗体结合后，通过激活补体产生的裂解片段，吸引炎细胞产生非特异性组织损伤；③抗细胞表面受体的自身抗体与相应受体结合后，可导致细胞功能紊乱，表现为亢进或抑制，而不破坏靶细胞。

3. 临床常见的Ⅱ型超敏反应性疾病　包括：①输血反应；②新生儿溶血症；③药物过敏性血细胞减少症；④自身免疫性血细胞减少症；⑤甲状腺功能亢进；⑥胰岛素耐受性糖尿病；⑦肺出血肾炎综合征；⑧移植排斥反应。

（三）Ⅲ型超敏反应

1. 概念　Ⅲ型超敏反应是由中等大小可溶性免疫复合物沉积于局部或全身毛细血管基底膜、关节滑膜及肾小球基底膜等部位后，通过激活补体并在血小板、嗜碱性粒细胞和中性粒细胞参与下，引起的以充血水肿、局部坏死和中性粒细胞浸润为主要特征的炎症反应和组织损伤。

2. Ⅲ型超敏反应的发生机制　①沉降系数约19S的中等大小可溶性免疫复合物的形成；②中等大小可溶性免疫复合物的沉积；③免疫复合物沉积后引发组织损伤：免疫复合物的沉积不是组织损伤的直接原因，而是始动因素，补体系统的激活才是造成组织损伤的关键。

3. 临床常见的Ⅲ型超敏反应性疾病　包括以下类型：

（1）局部免疫复合物病：①Arthus反应；②类Arthus反应；③农民肺。

（2）全身免疫复合物病：①血清病和药物热；②链球菌感染后肾小球肾炎；③类风湿性关节炎；④系统性红斑狼疮。

（四）Ⅳ型超敏反应

1. 概念　Ⅳ型超敏反应是由效应T细胞与相应抗原作用后，引起的以单个核细胞浸润和组织细胞损伤为主要特征的炎症反应。此型超敏反应发生较慢，当机体再次接触相同抗原刺激后，通常需经24～72小时方可出现炎症反应，因此又称迟发型超敏反应。

2. Ⅳ型超敏反应的发生机制　包括以下两方面：

（1）效应T细胞和记忆T细胞的形成：引起Ⅳ型超敏反应的抗原（变应原）主要有胞内细菌及其他胞内寄生物（某些真菌、病毒、寄生虫）、移植抗原和某些化学物质等。这些抗原性物质由抗原呈递细胞以抗原肽-HLAⅠ/Ⅱ类分子复合物的形式，分别呈递给$CD8^+$ CTL和$CD4^+$ Th1细胞，并在细胞因子的作用下，增殖分化为效应T细胞；有些成为静止的记忆T细胞。

（2）效应T细胞引起的迟发型超敏反应：①$CD4^+$ Th1细胞：记忆性$CD4^+$ Th1细胞再次与抗原呈递细胞表面的抗原肽-HLAⅡ类分子复合物作用后，迅速活化，通过释放细胞因子，产生以单核巨噬细胞及淋巴细胞浸润为主的迟发型免疫损伤效应；②$CD8^+$ CTL：记忆性$CD8^+$ CTL再次与靶细胞表面抗原肽-HLAⅠ类分子复合物作用后，迅速活化，可发挥直接的细胞毒作用，表现为以淋巴细胞浸润为主的迟发型免疫损伤效应，接着，由于细胞碎片的清除需要单核巨噬细胞的参与，因此炎症部位也可见到单核巨噬细胞浸润。

3. 临床常见的Ⅳ型超敏反应性疾病 包括：①传染性迟发型超敏反应；②接触性皮炎；③移植排斥反应；④某些自身免疫性疾病。

（五）Ⅰ型超敏反应的防治原则

包括：①变应原皮肤试验：如青霉素皮肤试验，但应警惕皮试阴性者用药后超敏反应延迟出现的可能；②脱敏治疗和减敏治疗：异种免疫血清脱敏疗法和特异性变应原减敏疗法；③药物防治。

【测试题】

（一）选择题

A_1 型题

1. **不能**引起Ⅰ型超敏反应的是（　　）
   A. 牛奶　B. 植物花粉　C. 青霉素
   D. 自身变性 IgG 分子　E. 鸡蛋
2. 当患者需要注射抗毒素而又对其过敏时，可采取的治疗措施是（　　）
   A. 先小量注射类毒素，再大量注射抗毒素
   B. 先用抗过敏药，再注射抗毒素
   C. 联合注射类毒素和抗毒素
   D. 脱敏注射
   E. 先用抗菌药，再注射抗毒素
3. 无须抗体参与的疾病是（　　）
   A. 类风湿性关节炎　B. 接触性皮炎　C. 药物热
   D. 特应性皮炎　E. 血清过敏性休克
4. 与Ⅲ型超敏反应无关的是（　　）
   A. 抗体　B. 补体　C. 中性粒细胞
   D. 血小板　E. CTL
5. 参与Ⅳ型超敏反应的成分是（　　）
   A. IgG　B. IgE　C. C5a
   D. C3a　E. CTL
6. 类风湿因子的本质是（　　）
   A. 细胞因子　B. T 细胞　C. B 细胞
   D. NK 细胞　E. 抗体
7. **不是**Ⅰ型超敏反应特点的是（　　）
   A. 特异性 IgE 参与　B. 有明显的个体差异
   C. 常有组织细胞的病理损伤　D. 发生快，消退快
   E. 可有早期相和晚期相反应
8. 抗体参与的超敏反应包括（　　）
   A. Ⅰ型超敏反应　B. Ⅱ、Ⅲ、Ⅳ型超敏反应
   C. Ⅰ、Ⅱ、Ⅲ、Ⅳ型超敏反应　D. Ⅰ、Ⅱ、Ⅲ型超敏反应
   E. Ⅱ、Ⅲ型超敏反应

9. 新生儿溶血症最可能发生于（ ）
A. Rh 阳性母亲再次妊娠，胎儿血型为 Rh 阳性
B. Rh 阳性母亲首次妊娠，胎儿血型为 Rh 阳性
C. Rh 阴性母亲再次妊娠，胎儿血型为 Rh 阴性
D. Rh 阴性母亲再次妊娠，胎儿血型为 Rh 阳性
E. Rh 阴性母亲首次妊娠，胎儿血型为 Rh 阴性

10. 使用青霉素可引起（ ）
A. Ⅰ、Ⅳ型超敏反应
B. Ⅰ、Ⅱ、Ⅲ、Ⅳ型超敏反应
C. Ⅰ型超敏反应
D. Ⅳ型超敏反应
E. Ⅰ、Ⅱ、Ⅲ型超敏反应

11. Ⅲ型超敏反应的重要病理学特征是（ ）
A. 嗜碱性粒细胞浸润
B. 淋巴细胞浸润
C. 中性粒细胞浸润
D. 单核细胞浸润
E. 肥大细胞浸润

12. Ⅳ型超敏反应的重要病理学特征是（ ）
A. 单个核细胞浸润
B. 中性粒细胞浸润
C. B 细胞浸润
D. NK 细胞浸润
E. 血小板聚集

13. 与 IgE 有高度亲和力的是（ ）
A. T 细胞
B. B 细胞
C. 肥大细胞和嗜碱性粒细胞
D. 单核细胞
E. 巨噬细胞

14. 甲状腺功能亢进属于（ ）
A. Ⅰ型超敏反应
B. Ⅰ和Ⅱ型超敏反应均参与
C. Ⅲ型超敏反应
D. Ⅳ型超敏反应
E. 抗体刺激型超敏反应

15. 输血反应属于（ ）
A. Ⅰ型超敏反应
B. Ⅱ型超敏反应
C. Ⅲ型超敏反应
D. Ⅳ型超敏反应
E. 抗体刺激型超敏反应

A_2 型题

16. 患者，女，18 岁，因发热、咳嗽来院就诊。经医生检查后，诊断为感冒并发急性支气管炎，给予抗感冒药和青霉素治疗。但该患者青霉素皮试为阳性，你认为应该如何处理（ ）
A. 青霉素脱敏注射
B. 青霉素减敏注射
C. 换用其他抗生素
D. 继续使用青霉素
E. 以上都不是

17. 女，29 岁，分娩产下的婴儿发生新生儿溶血，经检查发现婴儿血型为 Rh^+，孕妇为 Rh^-，关于该病下述说法**不正确**的是（ ）
A. 该孕妇可能为经产妇
B. 引起新生儿溶血的抗体为来自母体的 IgG 抗体
C. 引起新生儿溶血的抗体为新生儿自己产生的 IgG 抗体
D. 该孕妇上次分娩后 72 小时内接受抗 Rh^+ 血清注射，可预防该病
E. 补体参与该病的发病机制

A_3 型题

多价变应原与致敏肥大细胞和嗜碱性粒细胞表面 2 个或 2 个以上相邻的 IgE 抗体结合，使膜表面 FcεR Ⅰ交联，然后诱导致敏细胞脱颗粒释放原发介质及合成释放继发介质，进而导致疾病发生。请回答：

18. 此时发生的是（　　）

A. Ⅰ型超敏反应　　B. Ⅱ型超敏反应　　C. Ⅲ型超敏反应
D. Ⅳ型超敏反应　　E. 抗体刺激型超敏反应

19. 属于原发介质的是（　　）

A. 白三烯　　B. 前列腺素 D_2　　C. 血小板活化因子
D. 组胺　　E. 氨茶碱

20. 可导致的疾病是（　　）

A. 系统性红斑狼疮　　B. 肺出血肾炎综合征　　C. 过敏性胃肠炎
D. 胰岛素依赖型糖尿病　　E. 胰岛素耐受型糖尿病

B 型题

（21～24 题备选答案）

A. 过敏性鼻炎　　B. 农民肺
C. 自身免疫性血细胞减少症　　D. 传染性迟发型超敏反应
E. 普通感冒

21. 属于Ⅰ型超敏反应性疾病的是（　　）
22. 属于Ⅱ型超敏反应性疾病的是（　　）
23. 属于Ⅲ型超敏反应性疾病的是（　　）
24. 属于Ⅳ型超敏反应性疾病的是（　　）

（25～28 题备选答案）

A. 速发型超敏反应　　B. 迟发型超敏反应
C. 细胞毒型超敏反应　　D. 抗体刺激型超敏反应
E. 免疫复合物型超敏反应

25. Ⅰ型超敏反应又称为（　　）
26. Ⅱ型超敏反应又称为（　　）
27. Ⅲ型超敏反应又称为（　　）
28. Ⅳ型超敏反应又称为（　　）

（二）填空题

1. 肥大细胞和________表面的________被交联后，介导Ⅰ型超敏反应。
2. 补体不参与________和________型超敏反应。
3. Ⅱ型超敏反应过程中，参与的抗体类型主要是________和________。
4. Ⅲ型超敏反应过程中，参与的抗体类型主要是________、________和________。
5. Ⅳ型超敏反应过程中，参与的淋巴细胞亚群主要是________和________。

（三）名词解释

1. 超敏反应　2. Ⅰ型超敏反应　3. 变应原　4. 脱敏疗法

【参考答案】

（一）选择题

1. D　2. D　3. B　4. E　5. E　6. E　7. C　8. D　9. D
10. B　11. C　12. A　13. C　14. E　15. B　16. C　17. C　18. A
19. D　20. C　21. A　22. C　23. B　24. D　25. A　26. C　27. E
28. B

（二）填空题

1. 嗜碱性粒细胞　FcεRⅠ
2. Ⅰ　Ⅳ
3. IgG　IgM
4. IgG　IgM　IgA
5. $CD8^+$ CTL　$CD4^+$ Th1

（三）名词解释

1. 超敏反应　是指机体对某些抗原初次应答后，再次接受相同抗原刺激时，发生的一种以机体生理功能紊乱或组织细胞损伤为主的特异性免疫应答。

2. Ⅰ型超敏反应　是一种主要由特异性 IgE 抗体介导的超敏反应。

3. 变应原　诱导超敏反应发生的抗原称为变应原。

4. 脱敏疗法　见于异种免疫血清如抗毒素皮试阳性但又必须使用时，可采用小剂量、短间隔（20～30 分钟）多次注射抗毒素的方法进行脱敏治疗。

（李水仙）

第十章　免疫学应用

【重点概要】

（一）免疫学诊断的概念

免疫学诊断是指应用免疫学理论设计的用于检测抗原、抗体、免疫细胞及细胞因子等的免疫学检测技术。

（二）抗原抗体反应的特点

抗原抗体反应具有特异性、可逆性、比例性和阶段性等特点。

（三）抗原抗体反应的基本类型

1. 凝集反应　颗粒性抗原与相应抗体，在适当的条件下，两者发生特异性结合出现肉眼可见的凝集物，称为凝集反应。凝集反应分为直接凝集反应和间接凝集反应等。

2. 沉淀反应　指可溶性抗原与相应抗体，在一定条件下发生特异性结合，出现肉眼可见的沉淀物，包括单向免疫扩散试验、双向免疫扩散试验、对流免疫电泳、火箭免疫电泳、免疫电泳、透射比浊法、散射比浊法等。

3. 免疫标记技术　是指用酶、荧光素、放射性核素等标记抗体或抗原所进行的抗原抗体反应。常用的方法有免疫荧光技术、酶免疫技术、放射免疫分析、金标记免疫技术等。

（四）细胞免疫的检测

常用的方法有T细胞总数及亚群检测、淋巴细胞转化试验、结核菌素试验和PHA皮肤试验等。

（五）人工免疫的概念、分类及特点

人工免疫是指人为地给机体输入抗原或直接输入抗体、细胞免疫制剂等，使机体获得某种特异性免疫力，从而达到预防或治疗某些疾病的目的。人工免疫包括人工主动免疫和人工被动免疫。

1. 人工主动免疫　是将疫苗接种机体，使机体产生特异性免疫的方法，也称预防接种。其主要特点是免疫力出现慢，维持免疫的时间长，主要用于疾病的特异性预防。习惯上将细菌性制剂、病毒性制剂及类毒素等人工主动免疫制剂统称为疫苗，常用疫苗有灭活疫苗、减毒活疫苗、类毒素、新型疫苗等。

2. 人工被动免疫　是指给机体直接注射含有特异性抗体或细胞因子的制剂，以治疗或紧急预防感染的措施。由于输入的是既成的免疫物质，因此免疫力出现快，但免疫效果维持时间短，一般2～3周。常用的人工被动免疫制剂有抗毒素、人免疫球蛋白、细胞因子与单克隆抗体等。

（六）计划免疫

计划免疫是根据特定传染病的疫情监测和人群免疫状况分析，有计划地接种疫苗，预防相应的传染病，保障儿童健康成长的重要手段，最终达到控制以至消灭相应传染病的目的而采取的重要措施。

（七）免疫学治疗

免疫学治疗是指应用免疫学原理，针对疾病发生的机制，人为地调节机体的免疫功能，达到治疗疾病目的的措施。免疫学治疗包括分子治疗、细胞治疗、生物应答调节剂治疗、免疫抑制剂治疗等。

【测试题】

（一）选择题

A_1 型题

1. 以下关于抗原抗体反应的叙述，哪一项是**错误**的（　　）

A. 抗原抗体结合具有高度的特异性

B. 抗原抗体结合稳定，具有不可逆性

C. 抗原抗体按一定比例结合

D. 反应受温度影响

E. 反应受酸碱度和电解质的影响

2. 下列试验中**不属于**凝集反应的是（　　）

A. 玻片凝集　B. 试管凝集　C. 胶乳凝集

D. 外-斐反应　E. 免疫电泳

3. 下列**不属于**沉淀反应的是（　　）

A. 单向琼脂扩散试验　B. 双向琼脂扩散试验　C. 散射比浊法

D. 肥达反应　E. 免疫电泳

4. 关于结核菌素试验，下列哪一项是正确的（　　）

A. 检测细胞免疫功能　B. 检测体液免疫功能　C. 检测 B 细胞的功能

D. 属于速发型超敏反应　E. 检测特异性抗体

5. ELISA 试验中抗原或抗体的标记物是（　　）

A. 荧光素　B. 生物素　C. 酶

D. 同位素　E. 放射性核素

6. 下列**不属于**疫苗的是（　　）

A. 白喉类毒素　B. 破伤风类毒素　C. 卡介苗

D. 百日咳抗毒素　E. 小儿麻痹糖丸

7. 属于自然被动免疫的是（　　）

A. 隐性感染获得的免疫　B. 注射抗体获得的免疫

C. 注射类毒素获得的免疫　D. 口服疫苗获得的免疫

E. 通过初乳、胎盘获得的免疫

8. 传染病后获得的免疫力称为（　　）

A. 人工免疫　　B. 自然主动免疫　　C. 自然被动免疫
D. 人工主动免疫　　E. 人工被动免疫

9. 下列哪项不是活疫苗的特性（　　）
A. 用减毒或无毒的活病原微生物制成
B. 易保存，安全性好
C. 接种次数少，剂量小
D. 不良反应小
E. 免疫效果好，维持时间长

10. 关于抗毒素的叙述，**不正确**的是（　　）
A. 用细菌类毒素免疫动物制备而成
B. 用于紧急预防或治疗
C. 使用前应做皮试
D. 可中和细菌外毒素的毒性
E. 作为免疫增强剂，可多次给儿童注射

11. 下列生物制品中属于活疫苗的是（　　）
A. 伤寒和副伤寒疫苗　　B. 乙肝疫苗　　C. 麻疹疫苗
D. 乙脑疫苗　　E. 狂犬病疫苗

B 型题

（12～16 题备选答案）
A. 直接凝集试验　　B. 间接凝集试验　　C. 沉淀反应
D. ELISA　　E. RIA

12. 用乳胶作载体吸附抗原检测患者血清抗体的试验是（　　）
13. 检测 HBsAg 常用的免疫标记方法是（　　）
14. 用放射性核素标记抗原与反应系统中未标记的抗原竞争结合特异性抗体，从而检测样品中抗原的技术是（　　）
15. 透射比浊法、散射比浊法、免疫胶乳比浊法均属于（　　）
16. 鉴定血型常用的方法是（　　）

（17～20 题备选答案）
A. 自然主动免疫　　B. 自然被动免疫　　C. 人工主动免疫
D. 人工被动免疫　　E. 过继免疫

17. 患传染病后获得的免疫称为（　　）
18. 注入破伤风抗毒素后产生的免疫属于（　　）
19. 接种疫苗后产生的免疫称为（　　）
20. 通过胎盘获得的免疫称为（　　）

（二）填空题

1. 抗原抗体反应的基本类型有________、________、________、________、________等。
2. 免疫标记技术常用的方法有________、________、________、________等。
3. 酶联免疫吸附试验是在________表面进行的抗原抗体反应。常用的方法有________、________、________、________等。

4. 人工主动免疫制剂主要包括________、________、________、________等。

5. 人工被动免疫制剂主要包括________、________、________等。

6. 免疫治疗包括________、________、________、________等。

（三）名词解释

1. 免疫标记技术　2. 人工主动免疫　3. 人工被动免疫　4. 计划免疫

【参考答案】

（一）选择题

1. B　2. E　3. D　4. A　5. C　6. D　7. E　8. B　9. B　10. E　11. C　12. B　13. D　14. E　15. C　16. A　17. A　18. D　19. C　20. B

（二）填空题

1. 凝集反应　沉淀反应　补体参与的反应　中和反应　免疫标记技术

2. 酶免疫分析技术　荧光免疫技术　放射免疫分析技术　金标记免疫技术

3. 固相载体（聚苯乙烯）　双抗体夹心法　间接法　竞争法　捕获法

4. 灭活疫苗　减毒活疫苗　类毒素　新型疫苗

5. 抗毒素　人免疫球蛋白制剂　细胞因子与单克隆抗体

6. 分子治疗　细胞治疗　生物应答调节剂治疗　免疫抑制剂治疗

（三）名词解释

1. 免疫标记技术　是指用荧光素、酶、放射性核素等物质标记抗体或抗原所进行的抗原抗体反应。

2. 人工主动免疫　是将疫苗接种机体，使机体产生特异性免疫的方法，也称预防接种。

3. 人工被动免疫　是指给机体直接注射含有特异性抗体或细胞因子的制剂，以治疗或紧急预防感染的措施。

4. 计划免疫　是根据特定传染病的疫情监测和人群免疫状况分析，有计划地接种疫苗，预防相应的传染病，保障儿童健康成长的重要手段，最终达到控制以至消灭相应传染病的目的而采取的重要措施。

（李剑平）

第二篇

医学微生物学

第十一章　微生物概述

【重点概要】

（一）微生物的概念及种类

微生物是存在于自然界的一大群体积微小、结构简单，肉眼不能直接看见，必须借助光学显微镜或电子显微镜放大数百倍、数千倍甚至数万倍才能观察到的微小生物。按其大小、结构、组成等不同，分为三大类：非细胞型微生物（病毒）；原核细胞型微生物（细菌、放线菌、支原体、衣原体、立克次体和螺旋体）；真核细胞型微生物（真菌）。

（二）微生物与人类的关系

多数微生物对人类是有益的。少数微生物能引起人和动、植物疾病，这些具有致病性的微生物称为病原微生物。对人和动物都致病的微生物称为人兽共患病原微生物。

【测试题】

（一）选择题

A_1 型题

1. 属于非细胞型微生物的是（　　）
   A. 细菌　　B. 病毒　　C. 真菌
   D. 衣原体　　E. 螺旋体
2. 属于真核细胞型微生物的是（　　）
   A. 细菌　　B. 立克次体　　C. 支原体
   D. 真菌　　E. 螺旋体
3. 细菌属于原核细胞型微生物的主要依据是（　　）
   A. 单细胞　　B. 仅有原始核，无核膜和核仁
   C. 二分裂繁殖　　D. 对抗生素敏感
   E. 含有 2 种核酸

（二）填空题

1. 根据结构、化学组成不同，微生物分为________、________和________三大类。
2. 多数微生物对人是________的，少数微生物能引起________，这些具有________的微生物称为________微生物。

（三）名词解释

1. 微生物　　2. 病原微生物

【参考答案】

（一）选择题

1. B　　2. D　　3. B

（二）填空题

1. 非细胞型微生物　原核细胞型微生物　真核细胞型微生物

2. 有益　人和动、植物疾病　致病性　病原

（三）名词解释

1. 微生物　微生物是存在于自然界的一大群体积微小、结构简单，肉眼不能直接看见，必须借助光学显微镜或电子显微镜放大数百倍、数千倍甚至数万倍才能观察到的微小生物。

2. 病原微生物　能引起人和动、植物疾病的微生物称为病原微生物。

（夏和先）

第十二章　细菌的形态与结构

【重点概要】

（一）细菌的大小和形态

细菌是一类具有细胞壁的原核细胞型微生物，个体微小，以微米作为测量单位，球菌的直径约 1.0μm；中等大小的杆菌长 2～3μm，宽 0.3～0.5μm。细菌有 3 种基本形态：球形、杆形和螺形，由此将细菌分为球菌、杆菌和螺形菌三大类。球菌根据分裂平面及排列方式的不同可分为双球菌、链球菌、葡萄球菌、四联球菌和八叠球菌。杆菌形态多呈直杆状，分散排列。此外，还有球杆菌、链杆菌、分枝杆菌和棒状杆菌等。螺形菌分为弧菌和螺菌。

（二）细菌的结构

细菌的结构包括基本结构和特殊结构。

1. 细菌的基本结构　包括细胞壁、细胞膜、细胞质和核质。细胞壁的主要成分是肽聚糖，又称为黏肽，其结构为：N－乙酰胞壁酸和 N－乙酰葡萄糖胺交替排列，经 β-1，4 糖苷键连接成聚糖骨架，每个胞壁酸分子上连接一个四肽侧链。G^+ 菌四肽侧链之间由五肽交联桥连接，构成三维立体结构。G^- 菌四肽侧链之间直接连接，构成二维平面结构。G^+ 菌细胞壁主要由肽聚糖和穿插于其内的磷壁酸组成。G^+ 菌细胞壁中肽聚糖层数多，含量高。G^- 菌细胞壁主要由肽聚糖和外膜组成。其肽聚糖层数少，含量低。在肽聚糖层外面有脂蛋白、脂质双层、脂多糖构成的外膜。G^+ 菌一般对溶菌酶和青霉素敏感，而 G^- 菌则不敏感，与它们细胞壁的结构不同有关。细胞质中含有核糖体、质粒、中介体等。质粒是细菌染色体外的遗传物质，为环状闭合的双股 DNA 分子，带有遗传信息，控制细菌某些特定的遗传性状，能自行复制。医学上重要的质粒有 F 质粒、R 质粒和 Col 质粒等。

2. 细菌的特殊结构　是指某些细菌特有的结构，包括荚膜、鞭毛、菌毛和芽胞。荚膜是某些细菌合成并分泌到细胞壁外的一层黏液性物质，大多数细菌的荚膜是由多糖组成，少数为多肽。一般在动物体内和营养丰富的培养基中才能形成荚膜。荚膜具有黏附作用、抗吞噬作用、抗杀菌物质的损伤作用，并有免疫原性，故荚膜能增强细菌的侵袭力，与致病性有关，还可作为细菌鉴别和分型的依据。鞭毛是附着在某些细菌细胞膜并游离于细胞外呈波状弯曲的丝状物，是细菌的运动器官。鞭毛的化学成分主要是蛋白质，具有免疫原性，可鉴别细菌和进行细菌的分型，有些细菌的鞭毛还与致病性有关。菌毛是位于菌体外的一种比鞭毛更细、短而直的丝状物，分为普通菌毛和性菌毛两种。普通菌毛可达数百根，具有很强的黏附性，与细菌的致病性有关。性菌毛只有 1～4 根，可传递质粒。芽胞是某些细菌在一定条件下，细胞质脱水浓缩，在菌体内形成的圆形或椭圆形的小体，是细菌的一种休眠状态，不是细菌的繁殖方式。当环境条件适宜时，芽胞可发芽形成细菌的繁殖体。芽胞对热力、干燥、辐射和化学消毒剂等理化因素有很强的抵抗力，杀灭芽胞最可靠的方法是高压蒸汽灭菌。进行消毒灭菌时，以杀灭芽胞为标准。

（三）细菌的形态检查方法

细菌的形态检查包括不染色标本的检查和染色标本的检查。最重要、最常用的检查方法是革兰染色法，其方法为：涂片→干燥→固定→初染（结晶紫）→媒染（碘液）→脱色（95%乙醇）→复染（稀释复红）。G^+ 菌呈紫色，G^- 菌呈红色。革兰染色法对于鉴别细菌、指导临床用药及分析判断细菌的致病性有重要意义。

【测试题】

（一）选择题

A_1 型题

1. 细菌大小的测量单位是（　　）
   A. nm　　B. μm　　C. cm
   D. m　　E. mm
2. 下列不属于细菌基本结构的是（　　）
   A. 细胞壁　　B. 鞭毛　　C. 细胞膜
   D. 核质　　E. 细胞质
3. 细菌细胞壁的基本成分是（　　）
   A. 肽聚糖　　B. 脂多糖　　C. 磷壁酸
   D. 脂蛋白　　E. 外膜
4. 革兰阳性菌细胞壁的特殊组分是（　　）
   A. 肽聚糖　　B. 核糖体　　C. 磷壁酸
   D. 脂多糖　　E. 类脂 A
5. 关于革兰阴性菌细胞壁的叙述，下列正确的是（　　）
   A. 含磷壁酸　　B. 缺乏五肽交联桥
   C. 肽聚糖含量多　　D. 肽聚糖为三维立体结构
   E. 含脂类少
6. 青霉素的抗菌机制是（　　）
   A. 破坏肽聚糖的聚糖骨架
   B. 损害细胞膜
   C. 干扰细菌蛋白质的合成
   D. 干扰细菌 DNA 的复制
   E. 抑制肽聚糖的四肽侧链与五肽交联桥的连接
7. 关于荚膜的叙述，下列正确的是（　　）
   A. 与细菌的致病性有关　　B. 与细菌的分裂有关
   C. 与细菌的运动有关　　D. 与细菌的接合有关
   E. 与细菌的抵抗力无关

8. 最常用的细菌染色方法是（　　）
A. 芽胞染色法　B. 异染颗粒染色法　C. 鞭毛染色法
D. 革兰染色法　E. 抗酸染色法

9. 革兰染色所用试剂的顺序是（　　）
A. 稀释复红→碘液→乙醇→结晶紫
B. 结晶紫→乙醇→碘液→稀释复红
C. 结晶紫→碘液→乙醇→稀释复红
D. 稀释复红→乙醇→结晶紫→碘液
E. 稀释复红→结晶紫→碘液→乙醇

10. 与细菌 L 型的形成有关的结构是（　　）
A. 中介体　B. 核质　C. 细胞壁
D. 细胞膜　E. 细胞质

11. 革兰阴性菌细胞壁与致病有关的组分是（　　）
A. 外膜　B. 脂多糖　C. 脂蛋白
D. 核心多糖　E. 特异性多糖

12. 具有抗吞噬作用的结构是（　　）
A. 芽胞　B. 荚膜　C. 菌毛
D. 鞭毛　E. 中介体

13. 下列哪种结构<u>不属于</u>细菌的特殊结构（　　）
A. 荚膜　B. 鞭毛　C. 菌毛
D. 质粒　E. 芽胞

14. 溶菌酶溶菌作用的机制是（　　）
A. 破坏肽聚糖的聚糖骨架
B. 抑制肽聚糖的四肽侧链与五肽交联桥的连接
C. 干扰细菌 DNA 的复制
D. 干扰细菌蛋白质的合成
E. 损害细胞膜

B 型题

（15～17 题备选答案）
A. 芽胞　B. 荚膜　C. 鞭毛
D. 普通菌毛　E. 性菌毛

15. 具有抗吞噬作用的结构是（　　）
16. 与细菌结合相关的结构是（　　）
17. 与细菌的运动有关的结构是（　　）

（18～20 题备选答案）
A. 细胞壁　B. 核质　C. 细胞质
D. 质粒　E. 细胞膜

18. 维持细菌外形的是（　　）
19. 细菌染色体以外的遗传物质是（　　）
20. 形成中介体的细菌结构是（　　）

（二）填空题

1. 根据形态可将细菌分为________菌、________菌和________菌三大类。
2. 细菌的特殊结构有________、________、________和________。
3. 细菌的基本结构由外向内依次为________、________、________、________。

（三）名词解释

1. 质粒
2. L 型细菌
3. 荚膜
4. 鞭毛
5. 菌毛
6. 芽胞

【参考答案】

（一）选择题

1. B	2. B	3. A	4. C	5. B	6. E	7. A	8. D	9. C
10. C	11. B	12. B	13. D	14. A	15. B	16. E	17. C	18. A
19. D	20. E							

（二）填空题

1. 球 杆 螺形
2. 荚膜 鞭毛 菌毛 芽胞
3. 细胞壁 细胞膜 细胞质 核质

（三）名词解释

1. 质粒 是细菌染色体外的遗传物质，为环状闭合的双股 DNA 分子，带有遗传信息，控制细菌某些特定的遗传性状。

2. L 型细菌 有些细菌细胞壁由于受到某些理化因素或药物的直接破坏或合成被抑制而成为细胞壁缺陷的细菌，这种细菌在高渗的环境中仍可存活，称为细菌细胞壁缺陷型。

3. 荚膜 是某些细菌合成并分泌到细胞壁外的一层黏液性物质。

4. 鞭毛 是附着在细菌细胞膜并游离于细胞外呈波状弯曲的丝状物，是细菌的运动器官。

5. 菌毛 是分布在许多 G^- 菌和少数 G^+ 菌菌体表面的一种比鞭毛更细、短而直的丝状物。

6. 芽胞 是某些细菌在一定环境条件下细胞质脱水浓缩，在菌体内形成的圆形或椭圆形的小体。

（夏和先）

第十三章　细菌的生长繁殖与代谢

【重点概要】

（一）细菌的生长繁殖

1. 细菌生长繁殖的条件包括：①营养物质：包括水分、碳源、氮源和生长因子等；②酸碱度：多数病原菌生长最适宜酸碱度为 pH7.2～7.6；③温度：多数病原菌最适生长温度为 37℃；④气体：根据细菌对氧气的需求不同，将细菌分为专性需氧菌、微需氧菌、专性厌氧菌和兼性厌氧菌四类。

2. 细菌以二分裂的方式进行繁殖，多数细菌每 20～30 分钟繁殖一代。将细菌接种于培养基中，细菌的生长具有一定的规律性，以细菌培养时间为横坐标，培养物中活菌数对数为纵坐标，可绘制出细菌的生长曲线。生长曲线分为迟缓期、对数期、稳定期和衰退期，其中对数生长期的细菌形态结构、染色性、生理活性等都较典型，细菌的鉴定等应选用此期为佳。

（二）细菌的人工培养

1. 培养基是人工配制的适合细菌生长繁殖的营养基质。培养基按物理性状分为液体培养基、半固体培养基和固体培养基；按用途分为基础培养基、营养培养基、选择培养基、鉴别培养基和厌氧培养基。

2. 细菌在液体培养基中可出现均匀混浊、沉淀、形成菌膜三种生长现象；细菌在半固体培养基中生长时，有鞭毛的细菌沿着穿刺线向周围扩散生长，无鞭毛的细菌仅沿穿刺线生长。细菌在固体培养基表面生长时可出现肉眼可见的细菌集团称为菌落。人工培养细菌的意义为：①感染性疾病的诊断；②细菌的鉴定与研究；③生物制品的制备；④在工农业生产及基因工程中的应用。

（三）细菌的代谢产物及意义

细菌的代谢包括合成代谢和分解代谢。合成代谢是将简单的化合物合成复杂的菌体成分或其他物质，保证细菌的生长繁殖。分解代谢是将复杂的营养物质分解为简单的化合物，为合成菌体成分提供原料的同时可获取能量以供代谢所需。合成代谢产物有热原质、毒素和侵袭性酶、色素、抗生素、细菌素和维生素等。其中热原质、毒素和侵袭性酶与细菌的致病性有关；色素和细菌素可用于细菌的鉴别、分型及流行病学调查；抗生素应用于感染性疾病和肿瘤的治疗；维生素可供人体利用。细菌对糖、蛋白质的分解能力不同，产生的代谢产物亦不同，利用生化反应检测细菌的代谢产物，可鉴别细菌。

【测试题】

（一）选择题

A_1 型题

1. 细菌的繁殖方式是（　　）

A. 二分裂　　B. 出芽　　C. 复制
D. 有丝分裂　　E. 孢子生殖

2. 下列细菌中生长繁殖最慢的是（　　）

A. 葡萄球菌　　B. 大肠埃希菌　　C. 霍乱弧菌
D. 结核分枝杆菌　　E. 伤寒沙门菌

3. 大多数病原菌生长的适宜 pH 值为（　　）

A. pH6.5～6.8　　B. pH7.2～7.6　　C. pH8.2～8.6
D. pH8.0～9.2　　E. pH5.0～6.0

4. 下列细菌代谢产物对人体无害的是（　　）

A. 热原质　　B. 内毒素　　C. 外毒素
D. 维生素　　E. 侵袭性酶

5. 大多数细菌繁殖一代所需的时间为（　　）

A. 10 分钟　　B. 20～30 分钟　　C. 40 分钟
D. 1 小时　　E. 2 小时

6. 观察细菌动力最常使用的培养基是（　　）

A. 液体培养基　　B. 半固体培养基
C. 血琼脂平板培养基　　D. 巧克力色琼脂平板培养基
E. 厌氧培养基

7. 注入人体能引起发热反应的物质是（　　）

A. 色素　　B. 抗生素　　C. 细菌素
D. 热原质　　E. 维生素

8. 在 pH9.0 条件下生长良好的细菌是（　　）

A. 葡萄球菌　　B. 霍乱弧菌　　C. 大肠埃希菌
D. 结核分枝杆菌　　E. 链球菌

9. 在 pH6.5 条件下生长良好的细菌是（　　）

A. 葡萄球菌　　B. 大肠埃希菌　　C. 结核分枝杆菌
D. 霍乱弧菌　　E. 链球菌

10. 下列物质不是细菌的合成代谢产物的是（　　）

A. 内毒素　　B. 外毒素　　C. 抗生素
D. 抗毒素　　E. 细菌素

11. 细菌的芽胞和外毒素大多在细菌生长繁殖的哪一期形成（　　）

A. 迟缓期　　B. 对数生长期　　C. 稳定期

D. 衰退期　　　　E. 任何时期

B 型题

（12～15 题备选答案）

A. 毒素　　　　B. 抗生素　　　　C. 色素

D. 维生素　　　　E. 细菌素

12. 与致病性有关的物质是（　　）

13. 与细菌的分型有关的物质是（　　）

14. 与鉴别细菌有关的物质是（　　）

15. 与治疗感染性疾病有关的物质是（　　）

（二）填空题

1. 细菌生长繁殖的条件是________、________、________和________。

2. 细菌在固体培养基上生长形成________；在液体培养基中有________、________、________三种生长现象。

3. 根据细菌生长对氧气的需求不同，可将细菌分为________、________、________和________。

4. 细菌的合成代谢产物有________、________、________、________、________和________，其中对人体有害的是________、________。

5. 细菌的生长曲线分为________、________、________和________四个时期。

（三）名词解释

1. 培养基　　2. 菌落　　3. 热原质　　4. 生长曲线

【参考答案】

（一）选择题

1. A　2. D　3. B　4. D　5. B　6. B　7. D　8. B　9. C

10. D　11. C　12. A　13. E　14. C　15. B

（二）填空题

1. 营养物质　适宜的酸碱度　适宜的温度　必要的气体环境

2. 菌落　均匀混浊　沉淀　形成菌膜

3. 专性需氧菌　微需氧菌　专性厌氧菌　兼性厌氧菌

4. 热原质　毒素和侵袭性酶　色素　抗生素　细菌素　维生素　热原质　毒素和侵袭性酶

5. 迟缓期　对数期　稳定期　衰退期

（三）名词解释

1. 培养基　是人工配制的适合细菌生长繁殖的营养基质。

2. 菌落　细菌在固体培养基表面生长时，由单个细菌分裂繁殖所形成的一个肉眼可见的细菌集团称为菌落。

3. 热原质　是大多数 G^- 菌和少数 G^+ 菌合成的一种多糖，注入人体和动物体内能引起发热反应，故称热原质。

4. 生长曲线 若将一定数量的细菌接种于适宜的液体培养基中，连续定时取样检查活菌数，以培养时间为横坐标，培养物中活菌数的对数为纵坐标，可绘制出一条曲线，在曲线中可以发现细菌的生长过程具有一定的规律性，这条曲线称为细菌的生长曲线。

（夏和先）

第十四章　细菌的分布与消毒灭菌

【重点概要】

（一）细菌的分布

1. 细菌在自然界中分布广泛，土壤具备细菌生长繁殖的条件，其微生物种类多、数量大。土壤中的破伤风梭菌、产气荚膜梭菌、炭疽芽胞杆菌等能以芽胞的形式在土壤中存活多年，故被泥土污染的伤口要注意防止这些芽胞菌的感染。水中的细菌主要来自土壤和人、动物的排泄物。水中常见的病原菌有伤寒沙门菌、痢疾志贺菌、霍乱弧菌等，可引起多种消化道传染病的流行。空气中亦存在着不同种类的细菌，常见的病原菌有金黄色葡萄球菌、乙型溶血性链球菌、结核分枝杆菌、白喉棒状杆菌、百日咳鲍特菌、脑膜炎奈瑟菌等，可引起伤口及呼吸道的感染，故医院的病房、手术室、制剂室、微生物实验室等都要进行空气消毒，以防感染或污染。

2. 人体体表以及与外界相通的腔道在正常情况下存在着不同种类和一定数量的对人体无损害的微生物群，称为正常菌群。在正常情况下，正常菌群对人体有生物拮抗作用、营养作用和免疫作用。但在特定条件下，正常菌群与机体之间的这种生态平衡可被破坏而引起疾病，称为条件致病菌。其特定的条件是：①寄居部位的改变；②机体免疫功能低下；③菌群失调。严重的菌群失调使机体表现出一系列临床症状，称菌群失调症。

（二）消毒与灭菌

1. 杀死物体或环境中病原微生物的方法称为消毒。杀死物体上所有微生物的方法称为灭菌。消毒灭菌的方法包括物理方法和化学方法。

2. 物理消毒灭菌方法主要有热力消毒灭菌法和紫外线杀菌法，热力消毒灭菌法包括干热灭菌和湿热灭菌两种。其中高压蒸汽灭菌法是最常用、最有效、应用最广的一种灭菌方法，在103.4kPa的蒸汽压力下，温度可达121.3℃，维持15～20分钟，可杀死包括细菌芽胞在内的所有微生物，达到灭菌的目的。波长在265～266nm的紫外线易被细菌DNA吸收，导致细菌变异或死亡。紫外线穿透力弱，一般用于手术室、无菌室、传染病房、微生物实验室等的空气及物体表面的消毒。紫外线对人体皮肤和眼睛有损伤作用，应注意防护。

3. 具有杀菌作用的化学药品称为消毒剂，其杀菌机制是：①使菌体蛋白质变性或凝固；②干扰微生物酶系统和代谢；③损伤细胞膜。化学消毒剂主要用于体表、医疗器械、排泄物和周围环境的消毒。消毒剂的种类很多，按其杀菌能力可分为三大类：高效消毒剂、中效消毒剂和低效消毒剂，其杀菌效果受消毒剂的性质、浓度、作用时间以及微生物的种类和环境因素等的影响。

【测试题】

(一)选择题

A_1 型题

1. 土壤中易引起创伤感染的细菌是( )
   A. 结核分枝杆菌　B. 枯草杆菌　C. 破伤风梭菌
   D. 霍乱弧菌　E. 葡萄球菌
2. 水源污染易引起的传染病为( )
   A. 呼吸道传染病　B. 消化道传染病　C. 创伤感染
   D. 皮肤感染　E. 泌尿道感染
3. 玻璃器皿、瓷器进行干烤灭菌常用的温度和时间为( )
   A. 100～150℃、2小时　B. 160～170℃、2小时　C. 170～180℃、2小时
   D. 180～200℃、1小时　E. 200～250℃、1小时
4. 长期使用大量广谱抗生素易引起( )
   A. 免疫力下降　B. 菌群失调症　C. 自身免疫病
   D. 药物中毒　E. 免疫缺陷病
5. 杀灭物体上所有微生物的方法称为( )
   A. 消毒　B. 灭菌　C. 无菌
   D. 防腐　E. 无菌操作
6. 杀灭物体上病原微生物的方法称为( )
   A. 消毒　B. 灭菌　C. 无菌
   D. 防腐　E. 无菌操作
7. 无菌的含义是( )
   A. 杀灭物体上所有的微生物　B. 杀灭物体上的病原微生物
   C. 物体上无活菌存在　D. 杀死含芽胞的细菌
   E. 抑制微生物生长繁殖
8. 巴氏消毒所用的温度和时间是( )
   A. 100℃、10分钟　B. 121℃、15分钟　C. 80℃、10分钟
   D. 62.8℃、30分钟　E. 71.7℃、30分钟
9. 高压蒸汽灭菌须达到的温度和维持的时间是( )
   A. 100℃、10～20分钟　B. 121.3℃、15～20分钟
   C. 80℃、5～10分钟　D. 62℃、30分钟
   E. 71.7℃、15～30分钟
10. 紫外线杀菌的最佳波长是( )
    A. 200～300nm　B. 265～266nm
    C. 300～365nm　D. 350～400nm
    E. 400～500nm
11. 紫外线杀菌的机制是( )
    A. 破坏细菌细胞壁　B. 损害细胞膜　C. 破坏细菌DNA

D. 破坏细菌核糖体　E. 破坏细菌中介体

12. 用于耐高温、耐湿等物品灭菌的最佳方法是（　　）

A. 煮沸法　B. 巴氏消毒法　C. 流通蒸汽法

D. 间歇蒸汽灭菌法　E. 高压蒸汽灭菌法

B 型题

（13～15 题备选答案）

A. 体温计消毒　B. 精密仪器消毒　C. 仅用于皮肤消毒

D. 空气消毒　E. 饮水消毒

13. 75%乙醇可用于（　　）

14. 2%戊二醛溶液可用于（　　）

15. 0.5ppm 氯可用于（　　）

（16～17 题备选答案）

A. 消毒　B. 灭菌　C. 防腐

D. 无菌　E. 传染

16. 利用干烤箱，将玻璃器皿加热 160～170℃ 2 小时，此方法可（　　）

17. 血清中加入 0.1%硫柳汞的目的是（　　）

（18～19 题备选答案）

A. 传染病患者尸体　B. 接种环

C. 普通培养基　D. 血清

E. 含血清的营养培养基

18. 滤过除菌常用于（　　）

19. 烧灼灭菌常用于（　　）

（二）填空题

1. 正常菌群的生理意义有________、________和________。

2. 紫外线杀菌的机制是干扰细菌________合成，导致细菌________或________，其作用特点是穿透力________，因此只适用于物体表面和________的消毒。

3. 正常菌群转化为条件致病菌的条件有________、________和________。

4. 高压蒸汽灭菌时，当压力达到________，温度上升为________，持续________时间，可杀灭细菌芽胞。

（三）名词解释

1. 正常菌群
2. 条件致病菌
3. 菌群失调症
4. 消毒
5. 灭菌
6. 无菌
7. 无菌操作

【参考答案】

（一）选择题

1. C　2. B　3. B　4. B　5. B　6. A　7. C　8. D　9. B
10. B　11. C　12. E　13. A　14. B　15. E　16. B　17. C　18. D

19. B

（二）填空题

1. 生物拮抗作用　营养作用　免疫作用

2. DNA　变异　死亡　弱　空气

3. 寄居部位的改变　机体免疫功能低下　菌群失调

4. 103.4kPa　121.3℃　15～20 分钟

（三）名词解释

1. 正常菌群　在正常人的体表以及与外界相通的腔道中，寄居着不同种类和数量的微生物，这些微生物通常对人体无害甚至有益，称为正常菌群。

2. 条件致病菌　在正常情况下，正常菌群具有相对稳定性，不产生致病作用。但在特定条件下，正常菌群与机体之间的这种生态平衡可被破坏而引起疾病，这些能引起疾病的细菌称为条件致病菌。

3. 菌群失调症　由严重的菌群失调引起机体表现出的一系列临床症状称菌群失调症。

4. 消毒　杀死物体或环境中病原微生物的方法。

5. 灭菌　杀灭物体上所有微生物（包括病原微生物、非病原微生物以及细菌芽胞）的方法。

6. 无菌　无菌是指不存在活微生物的意思，多是灭菌的结果。

7. 无菌操作　防止微生物进入机体或物品的操作技术称无菌操作。

（夏和先）

第十五章　细菌的遗传与变异

【重点概要】

（一）细菌的变异现象

常见的细菌变异现象有形态结构的变异（细胞壁、荚膜、鞭毛、芽胞）、菌落的变异（H-O变异）、毒力的变异和耐药性变异。

（二）细菌遗传变异的物质基础

细菌遗传变异的物质基础包括细菌染色体、质粒和噬菌体。细菌的主要遗传性状是由细菌的染色体控制。质粒是能自行复制的染色体外的双股环状DNA。许多菌体内含有质粒。比较重要的质粒有F质粒、R质粒、Vi质粒和Col质粒。质粒可控制细菌某些特定的生物性状，如R质粒带有耐药基因，可使带有该质粒的细菌产生对某种药物的耐受。噬菌体包括毒性噬菌体和温和噬菌体2种，前者能裂解细菌；后者与细菌呈溶原状态，可把噬菌体基因整合于宿主菌染色体上，并随细菌的分裂而传给子代细菌。

（三）细菌变异的机制

细菌变异的机制是细菌的基因产生了突变、转移与重组。突变是细菌遗传基因的结构发生了突然而稳定的改变，导致细菌遗传性状的变异。细菌基因转移和重组方式包括转化、转导、接合和溶原性转换。转化是受体菌直接摄取供体菌游离的DNA片段。转导是温和噬菌体介导的遗传物质从供体菌到受体菌的转移。接合是性菌毛介导的细胞间接触，使供体菌遗传物质进入受体菌。溶原性转换是由于温和噬菌体的基因与宿主菌的基因整合，导致细菌的基因发生改变。

（四）细菌变异的实际意义

主要表现在：①诊断疾病方面：细菌形态、结构、生化特性、抗原性质、毒力等变异，造成细菌性状不典型，常给病原学鉴定带来困难；②治疗疾病方面：细菌耐药性变异导致耐药菌株日益增多，给感染性疾病的治疗造成很大困难；③预防疾病方面：为预防传染病的发生，用人工的方法诱导细菌发生变异，获取减毒或无毒的变异株，制成减毒活菌苗；④基因工程方面。

（五）细菌耐药性机制

耐药性又称抗药性，是指细菌对某抗菌药物（抗生素或消毒剂）的相对抵抗性。细菌的耐药性可通过遗传获得，遗传机制表现为：①固有耐药性：指细菌对某抗菌药物的天然不敏感。这些耐药细菌称为固有耐药性细菌，又称为天然耐药性细菌。固有耐药性细菌的耐药基因来自亲代，存在于其染色体上，具有种属特异性，始终如一并可预测。②获得耐药性：指原先对药物敏感的细菌出现了对抗菌药物的耐药性，是由细菌 DNA 的改变导致其获得了耐药性表型。可通过接合、转导或转化等方式获得。细菌的耐药性也可通过细菌产生钝化酶、药物作用于细菌的靶位改变、细菌细胞壁或膜对抗菌药的渗透障碍、细菌外膜上的特殊的药物主动外排系统等生化机制产生。为防止细菌耐药性产生，临床治疗必须要合理使用抗菌药物；严格执行消毒隔离制度；加强细菌耐药性的监测；研制新的抗菌药。

【测试题】

（一）选择题

A_1 型题

1. 质粒在细菌间的转移方式主要是（　　）
   A. 接合　　B. 转导　　C. 转化
   D. 突变　　E. 溶原性转换
2. 与细菌耐药性有关的遗传物质是（　　）
   A. 性菌毛　　B. 细菌染色体　　C. 质粒
   D. 毒性噬菌体　　E. 异染颗粒
3. 有关 L 型细菌的特性，下述**错误**的是（　　）
   A. 对青霉素不敏感　　B. 抗原结构发生改变
   C. 呈高度多形性　　D. 革兰染色多为阴性
   E. 培养时需用低渗含血清培养基
4. H-O 变异属于（　　）
   A. 毒力变异　　B. 菌落变异　　C. 鞭毛变异
   D. 形态变异　　E. 耐药性变异
5. 有关质粒的叙述**不正确**的是（　　）
   A. 质粒是细菌核质以外的遗传物质
   B. 质粒是细菌生命活动所必需的结构
   C. 质粒能自行复制
   D. 质粒是双股环状 DNA
   E. 某些细菌的耐药性与质粒有关
6. 细菌的性菌毛（　　）
   A. 与细菌的运动有关　　B. 化学成分为多糖
   C. 是接合时必要的结构　　D. 是转导时必要的结构
   E. 是细菌吸附易感细胞的结构
7. 细菌耐药性形成的主要方式是（　　）
   A. 转化　　B. 转换　　C. 转导
   D. 溶原性状态　　E. 接合

B 型题

（8～11 题备选答案）
   A. F 质粒　　B. Vi 质粒　　C. Col 质粒

D. R 质粒　　E. 接合性质粒

8. 耐药性质粒是（　　）

9. 毒力质粒是（　　）

10. 编码大肠菌素的质粒是（　　）

11. 编码细菌性菌毛的质粒是（　　）

（12～15 题备选答案）

A. 形态结构变异　　B. 菌落变异　　C. 毒力变异

D. 鞭毛变异　　E. 耐药性变异

12. H-O 变异属于（　　）

13. S-R 变异属于（　　）

14. BCG 的制备属于（　　）

15. 细菌 L 型属于（　　）

（二）填空题

1. 常见的细菌变异现象有________、________、________、________等。

2. L 型细菌是指________细菌，培养应选用________培养基。

3. 卡介苗是用人工诱导的方法使________失去毒力制成的活疫苗，可用于预防________。

4. 细菌 H-O 变异是指细菌从________到________的变异。

5. 细菌 S-R 变异是指细菌从________到________的变异。

6. 雄性菌，亦称________，具有________。

7. F^- 菌亦称________，可经________方式变为 F^+ 菌。

（三）名词解释

1. L 型细菌

2. 质粒

3. 基因突变

4. BCG

5. 噬菌体

6. 耐药性

【参考答案】

（一）选择题

1. A　2. C　3. E　4. C　5. B　6. C　7. E　8. D　9. B
10. C　11. A　12. D　13. B　14. C　15. A

（二）填空题

1. 形态与结构变异　菌落变异　毒力变异　耐药性变异

2. 细胞壁缺陷型　高渗

3. 牛型结核分枝杆菌　结核病

4. 有鞭毛　无鞭毛

5. 光滑型菌落　粗糙型菌落

6. F^+ 菌　性菌毛

7. 雌性菌　接合

（三）名词解释

1. L型细菌　许多细菌在β-内酰胺类抗生素、抗体、补体和溶菌酶等作用下，细胞壁合成受阻，可形成细胞壁缺陷的细菌，称细菌L型。

2. 质粒　是细菌染色体外的遗传物质，为环状闭合的双股环状DNA，能控制细菌某些特定的遗传性状。

3. 基因突变　是细菌基因结构发生突然而稳定的改变，导致细菌的遗传性状改变，并可传给后代。

4. BCG　是Calmette和Guerin将有毒力的牛型结核分枝杆菌接种在含甘油、胆汁和马铃薯的培养基中，经过13年230次移种而获得的毒力减弱而免疫原性完整的变异株，用于预防结核病。

5. 噬菌体　是侵袭细菌、真菌等微生物的病毒，有一定的形态、结构和严格的寄生性，能使敏感菌裂解，故称噬菌体。

6. 耐药性　是指细菌对某抗菌药物（抗生素或消毒剂）的相对抵抗性。

（夏和先）

第十六章　细菌的致病性与感染

【重点概要】

（一）细菌的致病性

1. 细菌的致病性　细菌引起疾病的性能称为细菌的致病性。不同的细菌所引起的疾病是不同的，即细菌的种属特性决定该细菌的致病性。

2. 细菌的感染　细菌侵入宿主机体后与宿主防御功能相互作用所引起的不同程度的病理过程称为细菌的感染。由于不同细菌或同种细菌的不同型或株，其致病力各不相同，故引起感染的类型也不相同。

3. 细菌的侵袭力　是指细菌突破机体的防御功能，在机体内定居、繁殖和扩散的能力。侵袭力与菌体表面结构（如菌毛等黏附素、荚膜和微荚膜等）和产生的侵袭性酶（如透明质酸酶、血浆凝固酶、链激酶和胶原酶等）有关。

（二）细菌的毒素

1. 外毒素　是某些革兰阳性菌和革兰阴性菌在代谢过程中产生并分泌到菌体外的毒性物质。其化学成分是蛋白质，不耐热。外毒素的免疫原性强，经甲醛脱毒成为类毒素。外毒素毒性作用强，对组织细胞有高度选择性，可引起特殊的病变和临床症状。根据外毒素对宿主细胞的亲和性和作用方式等不同，可将其分为细胞毒素、神经毒素和肠毒素三类。

2. 内毒素　是革兰阴性菌细胞壁中的脂多糖成分，只有当细菌死亡破裂或用人工方法使菌体裂解后才能释放出来。内毒素稳定，耐热，对酸碱或氧化剂抵抗力强，免疫原性弱，不能被甲醛脱毒成为类毒素。内毒素毒性作用比外毒素弱，引起的病理变化和临床症状大致相同，可引起发热反应、白细胞变化、内毒素血症与内毒素休克以及弥散性血管内凝血等。

（三）感染的来源与类型

1. 根据感染的来源不同，感染可分为外源性和内源性感染。

2. 感染的类型包括隐性感染、显性感染和带菌状态。其中，显性感染按病情缓急分为急性感染和慢性感染；按感染部位分为局部感染和全身感染。全身感染的临床表现有以下几种情况：

（1）菌血症：病原菌由原发部位一时或间断性侵入血流，但未在血流中生长繁殖。

（2）败血症：病原菌侵入血流并在其中大量繁殖，产生毒性代谢产物，引起严重的全身中毒症状。

（3）毒血症：病原菌在局部生长繁殖而不入血，只有产生的毒素入血，到达易感组织和细胞，引起特殊的中毒症状。

（4）脓毒血症：化脓性细菌侵入血流后在其中大量繁殖，并随血流扩散到机体其他组织和器官，产生新的化脓性病灶。

（四）医院感染

1. 医院感染的概念 是指住院患者在医院内获得的感染，包括在住院期间发生的感染和在医院内获得而出院后发生的感染。医院工作人员在医院内获得的感染也属医院感染。

2. 医院感染分类 ①内源性感染：指患者在医院内由于某种原因使自身体内的微生物，包括正常菌群和潜伏的致病微生物大量繁殖而导致感染，又称自身感染。②外源性感染：指患者受到医院内非自身存在的微生物侵袭而发生的感染。外源性感染又可分为交叉感染和环境感染两种类型。

3. 医院感染常见病原体及特点 医院感染常见病原体包括细菌、支原体、衣原体、病毒、真菌以及寄生虫等，尤其是耐药菌的感染是医院感染的主要病原体，其主要特点为：①以条件致病菌为主；②多为多重耐药菌；③医院感染的微生物种类随抗菌药物的品种及使用年代不同而发生变迁。

4. 医院感染的传播途径 以接触传播为主。①接触传播；②直接注入；③环境污染；④食品和水。

5. 常见的医院感染部位 ①肺部感染；②尿路感染；③伤口感染；④皮肤及其他部位感染。住院患者中凡有气管插管、多次手术或延长手术时间、留置导尿、应用化疗、放疗、免疫抑制剂者以及老年患者，均应视为预防医院感染的重点对象。

6. 医院感染的诱发因素 ①医院管理方面；②侵入性（介入性）诊治手段增多；③化疗与放疗；④药物使用（抗生素、肾上腺皮质激素）；⑤易感患者增加；⑥环境污染严重；⑦对探视者未进行必要的限制。此外，个体之间的年龄（老年人和婴幼儿）、性别（女性易发生尿路感染）、基础疾病（恶性肿瘤、糖尿病等）、不良卫生习惯及精神状态等也是重要原因。

7. 医院感染的预防和控制 ①提高认识，强化管理；②改进医院建筑与布局；③严格执行规章制度；④做好消毒与灭菌工作；⑤加强医疗废弃物的管理工作；⑥采取合理的诊断治疗方法；⑦及时控制感染的流行；⑧开展医院感染的监测工作；⑨改善工作人员的卫生与健康条件。

【测试题】

（一）选择题

A_1 型题

1. 细菌的毒力取决于细菌的（ ）
   A. 基本结构　　B. 特殊结构　　C. 侵袭力和毒素
   D. 分解代谢产物　　E. 侵入机体的途径
2. 与细菌致病性<u>无关</u>的结构是（ ）
   A. 荚膜　　B. 菌毛　　C. 异染颗粒
   D. 脂多糖　　E. 膜磷壁酸

3. 与致病性**无关**的细菌代谢产物是（ ）
A. 毒素 B. 血浆凝固酶 C. 热原质
D. 细菌素 E. 透明质酸酶

4. 与细菌侵袭力**无关**的物质是（ ）
A. 荚膜 B. 菌毛 C. 血浆凝固酶
D. 芽胞 E. 透明质酸酶

5. 具有黏附作用的细菌结构是（ ）
A. 鞭毛 B. 普通菌毛 C. 质粒
D. 性菌毛 E. 芽胞

6. 金黄色葡萄球菌类似菌毛作用的成分是（ ）
A. 肽聚糖 B. 性菌毛 C. 脂磷壁酸
D. 外膜 E. 脂蛋白

7. 利于细菌在体内扩散的物质是（ ）
A. 菌毛 B. 荚膜 C. M 蛋白
D. 血浆凝固酶 E. 透明质酸酶

8. 细菌内毒素的成分是（ ）
A. H 抗原 B. 肽聚糖 C. O 抗原
D. 荚膜多糖 E. 脂多糖

9. 内毒素的毒性成分是（ ）
A. 特异性多糖 B. 脂多糖 C. 核心多糖
D. 脂质 A E. 脂蛋白

10. 内毒素**不具有**的毒性作用是（ ）
A. 食物中毒 B. 发热 C. 休克
D. DIC E. 白细胞变化

11. 关于内毒素，下述**错误**的是（ ）
A. 来源于革兰阴性菌
B. 能用甲醛脱毒制成类毒素
C. 其化学成分是脂多糖
D. 性质稳定，耐热
E. 只有当菌体死亡裂解后才释放出来

12. 关于外毒素，下述**错误**的是（ ）
A. 多由革兰阳性菌产生
B. 化学成分是蛋白质
C. 耐热，使用高压蒸汽灭菌法仍不能将其破坏
D. 经甲醛处理可制备成类毒素
E. 可刺激机体产生抗毒素

13. 外毒素的特点之一是（ ）
A. 多由革兰阴性菌产生 B. 可制备成类毒素
C. 多为细菌裂解后释放 D. 化学组成是脂多糖
E. 耐热

14. 抗毒素（　　）

A. 为外毒素经甲醛处理后获得

B. 可中和游离外毒素的毒性作用

C. 可中和与易感细胞结合的外毒素的毒性作用

D. 可中和细菌内毒素的毒性作用

E. B+C

15. 类毒素是（　　）

A. 抗毒素经甲醛处理后的物质

B. 内毒素经甲醛处理后脱毒而保持免疫原性的物质

C. 外毒素经甲醛处理后脱毒而保持免疫原性的物质

D. 细菌素经甲醛处理后的物质

E. 外毒素经甲醛处理后脱毒并改变了免疫原性的物质

16. 带菌者是指（　　）

A. 体内带有正常菌群者

B. 病原菌潜伏在体内，不向体外排菌者

C. 体内带有条件致病菌者

D. 临床症状消失，但体内病原菌未被彻底清除，又不断向体外排菌者

E. 感染后，临床症状明显，并可传染他人者

B 型题

（17～19 题备选答案）

A. 菌血症　　B. 毒血症　　C. 败血症

D. 脓毒血症　　E. 病毒血症

17. 病原菌在机体局部繁殖，不侵入血流，只是其毒素入血，引起特殊的中毒症状，称为（　　）

18. 病原菌侵入血流，并大量生长繁殖，产生毒性产物，引起严重的全身中毒症状，称为（　　）

19. 化脓性球菌侵入血流后在其中大量繁殖，又到其他脏器引起化脓性病灶，称为（　　）

（二）填空题

1. 病原菌的致病性与其毒力、侵入的________及________有密切关系。

2. 细菌侵袭性酶有________、________、________等。

3. 细菌的侵袭力是由________和________构成。

4. 内毒素是________菌细胞壁中的________成分。

5. 内毒素是由________、________和________三部分组成，其毒性部分是________。

6. 类毒素是由________经甲醛处理制备而成，可刺激机体产生________。

7. 抗毒素可由________或________刺激机体产生。

8. 依据外毒素的作用机制不同，可将外毒素分为________、________和肠毒素。

（三）名词解释

1. 侵袭力

2. 毒血症

3. 菌血症

4. 败血症

5. 带菌状态

6. 医院感染

【参考答案】

（一）选择题

1. C　2. C　3. D　4. D　5. B　6. C　7. E　8. E　9. D
10. A　11. B　12. C　13. B　14. B　15. C　16. D　17. B　18. C
19. D

（二）填空题

1. 数量　途径
2. 血浆凝固酶　透明质酸酶　链激酶
3. 菌体表面结构　侵袭性酶
4. 革兰阴性　脂多糖
5. 类脂 A　核心多糖　特异性多糖　类脂 A
6. 外毒素　抗毒素
7. 外毒素　类毒素
8. 神经毒素　细胞毒素

（三）名词解释

1. 侵袭力　病原菌突破机体的防御功能，在机体内定居、繁殖和扩散的能力，称为侵袭力。

2. 毒血症　病原菌在局部生长繁殖而不入血，只有产生的毒素入血，到达易感组织和细胞，引起特殊的中毒症状，如白喉、破伤风等。

3. 菌血症　病原菌由原发部位一时或间断性侵入血流，但未在血流中生长繁殖。

4. 败血症　病原菌侵入血流并在其中大量生长繁殖，产生毒性代谢产物，引起严重的全身中毒症状。

5. 带菌状态　机体在隐性感染或显性感染后，细菌并未立即消失，而在体内继续留存一定时间，与人体免疫力处于相对平衡状态，称为带菌状态。

6. 医院感染　是指住院患者在医院内获得的感染，包括在住院期间发生的感染和在医院内获得而出院后发生的感染。医院工作人员在医院内获得的感染也属医院感染。

（李智山）

第十七章　球　　菌

【重点概要】

病原性球菌主要引起化脓性炎症，故又称为化脓性球菌。病原性球菌主要包括葡萄球菌属、链球菌属、肺炎链球菌和奈瑟菌属。

（一）葡萄球菌属

1. 主要生物学性状　革兰染色阳性，球形，排列呈葡萄串状，无鞭毛，无芽胞，不形成荚膜。营养要求不高，血平板上形成溶血环，耐盐性强。根据生化反应和色素的不同，可将此菌分为金黄色葡萄球菌、表皮葡萄球菌和腐生葡萄球菌三种，其中金黄色葡萄球菌产生血浆凝固酶，致病力强。抵抗力较一般无芽胞细菌强。易产生耐药性变异。葡萄球菌A蛋白（SPA）是存在于金黄色葡萄球菌细胞壁表面的一种表面抗原，SPA与IgG的Fc段结合，IgG的Fab段仍能与相应抗原发生特异性结合而使菌体凝集出现协同凝集反应，SPA还具有抗吞噬作用。

2. 致病物质　血浆凝固酶，能使人或家兔血浆发生凝固，有抗吞噬作用，使感染病灶局限化；葡萄球菌溶血素，有溶血作用，还能杀伤白细胞、血小板等；杀白细胞素，能破坏中性粒细胞和巨噬细胞；肠毒素，能引起急性胃肠炎；表皮剥脱毒素，使表皮与真皮脱离，引起剥脱性皮炎；毒性休克综合征毒素1（TSST-1），能引起毒性休克综合征（TSS）。

3. 所致疾病　化脓性炎症、毒素性疾病（食物中毒、烫伤样皮肤综合征和毒性休克综合征）。

4. 实验室检查　细菌培养、血浆凝固酶试验、动物实验等。

（二）链球菌属

1. 主要生物学性状　革兰染色阳性，呈链状排列。无芽胞，无鞭毛，幼龄菌有透明质酸形成的荚膜。营养要求较高，血平板上不同菌株有不同的溶血现象。一般不分解菊糖，不被胆汁溶解，这两点可与肺炎链球菌区别。抗原构造复杂，多糖抗原有群特异性，蛋白质抗原有型特异性。根据溶血现象可分甲型溶血性链球菌（条件致病菌）、乙型溶血性链球菌（产生溶血素，致病力强）和丙型链球菌；根据C抗原不同可分为20个血清群，对人类致病多为A群。抵抗力较弱，青霉素是首选药物，很少产生耐药性。

2. 致病物质　菌体表面结构（脂磷壁酸、M蛋白）；外毒素［致热外毒素、链球菌溶血素O（可刺激机体产生抗O抗体）和溶血素S］；侵袭性酶类（透明质酸酶、链激酶和链道酶）。

3. 所致疾病 化脓性炎症、猩红热、链球菌感染后引起的变态反应性疾病（急性肾小球肾炎、风湿热）。

4. 实验室检查 细菌培养、抗链 O 试验等。

（三）肺炎链球菌

肺炎链球菌革兰阳性，常成双排列，可形成荚膜，营养要求高，在血平板上菌落与甲型链球菌相似，能产生自溶酶，培养时间长可形成脐状菌落。致病物质主要是荚膜。此外，还可产生溶血素 O、紫癜形成因子及神经氨酸酶等。所致疾病主要为大叶性肺炎。此外，还有中耳炎、乳突炎和脑膜炎等。

（四）奈瑟菌属（脑膜炎奈瑟菌、淋病奈瑟菌）

1. 主要生物学性状 革兰染色阴性，成双排列。无鞭毛，无芽胞，大多有荚膜和菌毛。营养要求较高，常用巧克力培养基培养，初次分离培养需提供 5%～10%的 CO_2。抵抗力弱。

2. 致病物质 脑膜炎奈瑟菌是菌毛、荚膜和内毒素。淋病奈瑟菌是菌毛、外膜蛋白、脂多糖和 IgA1 蛋白酶等。

3. 所致疾病 脑膜炎奈瑟菌可引起流行性脑脊髓膜炎（流脑）。淋病奈瑟菌可引起泌尿生殖系统感染（淋病）。

4. 实验室检查 细菌培养、SPA 协同凝集试验等。

【测试题】

（一）选择题

A_1 型题

1. 革兰阴性化脓性球菌是（ ）
   A. 金黄色葡萄球菌 B. 甲型链球菌 C. 乙型链球菌
   D. 肺炎链球菌 E. 脑膜炎奈瑟菌

2. 葡萄球菌生物学性状**不包括**（ ）
   A. 革兰染色阳性 B. 有透明质酸组成的荚膜
   C. 无鞭毛 D. 可产生脂溶性色素
   E. 不形成芽胞

3. 葡萄球菌 A 蛋白（SPA）的特点是（ ）
   A. 直接杀伤巨噬细胞 B. 中和肠毒素
   C. 金黄色葡萄球菌均有 SPA D. 能与抗体 IgG 的 Fab 段结合
   E. 能与抗体 IgG 的 Fc 段结合

4. 血浆凝固酶可以（ ）
   A. 促进细菌在体内扩散
   B. 由表皮葡萄球菌产生
   C. 增强细菌抗吞噬能力
   D. 与抗体 IgG 的 Fc 段非特异性结合
   E. 水解透明质酸

5. 金黄色葡萄球菌的致病因素**不包括**（ ）

A. 溶血素 B. 血浆凝固酶 C. 肠毒素
D. 菌毛 E. 表皮剥脱毒素

6. 致病性葡萄球菌的重要鉴定依据<u>**不包括**</u>（ ）
A. 金黄色色素 B. 血平板上溶血 C. 凝固酶阳性
D. 耐热核酸酶阳性 E. 发酵菊糖

7. 金黄色葡萄球菌引起的毒素性疾病<u>**不包括**</u>（ ）
A. 肉毒中毒 B. 烫伤样皮肤综合征 C. 菌群失调性肠炎
D. 毒性休克综合征 E. 食物中毒

8. 关于金黄色葡萄球菌，下列说法<u>**错误**</u>的是（ ）
A. 引起局部化脓性感染时病变比较局限
B. 耐盐性强
C. 在血平板上形成完全透明的溶血环
D. 不易产生耐药性，抵抗力强
E. 革兰染色阳性

9. 使金黄色葡萄球菌在血平板上产生透明溶血环的原因是（ ）
A. 血浆凝固酶 B. 杀白细胞素 C. 溶血素
D. 透明质酸酶 E. 溶菌酶

10. 使金黄色葡萄球菌感染局限化的的原因是（ ）
A. 血浆凝固酶 B. 杀白细胞素 C. 溶血素
D. 透明质酸酶 E. 溶菌酶

11. 乙型溶血性链球菌的致病物质<u>**不包括**</u>（ ）
A. 肠毒素 B. M 蛋白 C. 溶血素 O
D. 透明质酸酶 E. 致热外毒素

12. 链球菌中主要的致病菌是（ ）
A. C 群链球菌 B. A 群链球菌 C. D 群链球菌
D. B 群链球菌 E. E 群链球菌

13. 乙型溶血性链球菌引起的疾病<u>**不包括**</u>（ ）
A. 猩红热 B. 亚急性细菌性心内膜炎
C. 中耳炎 D. 风湿热
E. 肾小球肾炎

14. 抗链 O 试验检测的是（ ）
A. M 蛋白 B. 溶血素 O C. 溶血素 S
D. 抗溶血素 O E. 抗溶血素 S

15. 治疗链球菌感染首选的抗生素是（ ）
A. 小檗碱 B. 氯霉素 C. 利福平
D. 青霉素 E. 异烟肼

16. 引起烫伤样皮肤综合征的微生物是（ ）
A. 回归热螺旋体 B. 衣原体 C. 产气荚膜梭菌
D. 肺炎链球菌 E. 金黄色葡萄球菌

17. 可增强链球菌扩散能力的致病物质是（ ）

A. 血浆凝固酶　B. 红疹毒素　C. M 蛋白
D. 多糖抗原　E. 透明质酸酶

18. 风湿热的辅助诊断应采用（　）
A. 细菌培养　B. OT 试验　C. 抗链 O 试验
D. 肥达反应　E. 外-斐反应

19. 链球菌感染后引起的超敏反应性疾病是（　）
A. 产褥热　B. 风湿热　C. 猩红热
D. 波浪热　E. 以上都不是

20. 肺炎链球菌的主要致病物质是（　）
A. 脂多糖　B. SPA　C. 荚膜
D. M 蛋白　E. 杀白细胞素

21. 能产生自溶酶的细菌是（　）
A. 葡萄球菌　B. 链球菌　C. 伤寒沙门菌
D. 肺炎链球菌　E. 脑膜炎奈瑟菌

22. 可形成脐状菌落的细菌是（　）
A. 葡萄球菌　B. 链球菌　C. 伤寒沙门菌
D. 肺炎链球菌　E. 百日咳杆菌

23. 脑膜炎奈瑟菌的主要致病物质是（　）
A. 荚膜　B. 菌毛　C. 内毒素
D. 自溶酶　E. 红疹毒素

24. 培养脑膜炎奈瑟菌应选用（　）
A. 庖肉培养基　B. 柯氏培养基　C. 罗氏培养基
D. 巧克力培养基　E. 牛乳培养基

25. 脑膜炎奈瑟菌感染治疗应首选（　）
A. 氯霉素　B. 磺胺　C. 链霉素
D. 庆大霉素　E. 克林霉素

26. 下述哪项**不是**脑膜炎球菌的主要特点（　）
A. G^-肾形双球菌
B. 专性需氧，普通培养基上不能生长
C. 标本直接涂片细菌可位于中性粒细胞内
D. 对理化因素抵抗力很低
E. 对青霉素不敏感

27. 检测淋病奈瑟菌时，应采集的标本是（　）
A. 泌尿生殖道的脓性分泌物　B. 皮肤的出血瘀斑渗出物
C. 脑脊液　D. 呕吐物或剩余食物
E. 伤口坏死组织或渗出物

28. 关于淋病奈瑟菌，下述**错误**的是（　）
A. G^-肾形双球菌　B. 人是本菌唯一宿主
C. 通过性接触传播　D. 新生儿可经产道感染
E. 女性感染者比男性严重

A_2 型题

29. 某校多名学生在食堂进餐后数小时出现恶心、呕吐症状。取剩余食物作细菌培养，培养物可分解甘露醇。你认为此菌的其他特点是（ ）

A. 抗链 O 试验阳性
B. 致病物质有血浆凝固酶
C. 能产生自溶酶
D. 人是其唯一宿主
E. 可形成双层溶血环

30. 某患者头痛剧烈，喷射性呕吐，皮肤出血性瘀斑，查脑膜刺激征（+）。培养此病原菌应选用（ ）

A. 罗氏培养基
B. 沙保弱培养基
C. 巧克力培养基
D. 吕氏培养基
E. 柯氏培养基

B 型题

（31～32 题备选答案）

A. 葡萄球菌
B. 链球菌
C. 肺炎链球菌
D. 脑膜炎球菌
E. 淋病奈瑟菌

31. 最常引起脓毒血症的是（ ）

32. 寄生在人体内有荚膜，经过人工培养后荚膜消失的是（ ）

（33～34 题备选答案）

A. 血浆凝固酶
B. 透明质酸酶
C. 溶血素
D. M 蛋白
E. 自溶酶

33. 金黄色葡萄球菌和链球菌均可产生（ ）

34. 葡萄球菌和链球菌均<u>不</u>产生（ ）

（二）填空题

1. 葡萄球菌能抗吞噬是因其有________和________。
2. 葡萄球菌的分类依据是________和________。
3. SPA 的生物学活性是可与________分子的________非特异性结合。
4. 奈瑟菌属包括________和________。
5. 可引起食物中毒的化脓性球菌为________。
6. ________试验阳性是致病性葡萄球菌的重要标志。
7. 成双排列的球菌有________、________和________。
8. 葡萄球菌所致疾病主要有侵袭性疾病和毒素性疾病两大类，其中毒素性疾病主要包括________、________、________和________。
9. 产生 IgAl 蛋白酶的球菌除淋病奈瑟菌外，还有________。
10. 按溶血现象，链球菌可分为________、________和________三大类。
11. 在鉴别甲型溶血性链球菌与肺炎球菌时常做________和________试验。
12. 脑膜炎奈瑟菌的致病因素有________、________和________。
13. 脑膜炎奈瑟菌的形态呈________，在患者脑脊液中多位于________内，革兰染色________。
14. 淋病奈瑟菌主要以________方式传播，引起________。
15. 链球菌感染易于扩散，其原因是该菌能产生________、________和________所致。

（三）名词解释

SPA

【参考答案】

（一）选择题

1. E 2. B 3. E 4. C 5. D 6. E 7. A 8. D 9. C
10. A 11. A 12. B 13. B 14. D 15. D 16. E 17. E 18. C
19. B 20. C 21. D 22. D 23. C 24. D 25. B 26. E 27. A
28. E 29. B 30. C 31. A 32. C 33. C 34. E

（二）填空题

1. SPA 血浆凝固酶
2. 色素 生化反应
3. IgG Fc
4. 脑膜炎奈瑟菌 淋病奈瑟菌
5. 葡萄球菌
6. 血浆凝固酶
7. 肺炎链球菌 脑膜炎奈瑟菌 淋病奈瑟菌
8. 食物中毒 假膜性肠炎 烫伤样皮肤综合征 毒性休克综合征
9. 脑膜炎奈瑟菌
10. 甲型溶血性链球菌 乙型溶血性链球菌 丙型溶血性链球菌
11. 胆汁溶解试验 菊糖发酵
12. 内毒素 菌毛 荚膜
13. 肾形 中性粒细胞 阴性
14. 性接触 淋病
15. 透明质酸酶 链激酶 链道酶

（三）名词解释

SPA 葡萄球菌A蛋白，为存在于葡萄球菌细胞壁的一种表面蛋白。SPA可与人和多种哺乳动物血清中IgG的Fc段发生非特异性结合，而IgG的Fab段仍能与相应抗原发生特异性结合。因此，SPA可作为一种试剂用于协同凝集试验，快速检测多种细菌抗原。

（吕瑞芳）

第十八章　肠道杆菌

【重点概要】

肠道杆菌是人类肠道中一大群生物学特性近似的革兰阴性杆菌。无芽胞，多数有鞭毛、菌毛；生化反应活泼，在肠道选择培养基上形成有色、无色菌落，有鉴别意义；抗原构造复杂，有菌体抗原（O 抗原）、鞭毛抗原（H 抗原）及表面抗原，是肠道杆菌分类、分型和鉴定的重要依据。

（一）大肠埃希菌

大肠埃希菌是肠道正常菌群，作为条件致病菌可导致肠外感染。某些血清型可引起人类腹泻，称致病性大肠埃希菌，主要有 5 种类型：①肠产毒型大肠埃希菌（ETEC）；②肠致病型大肠埃希菌（EPEC）；③肠侵袭型大肠埃希菌（EIEC）；④肠出血型大肠埃希菌（EHEC）；⑤肠集聚型大肠埃希菌（EAEC）。卫生学上常以大肠菌群数作为饮水、食品被粪便污染的指标。

（二）志贺菌属

志贺菌是人类细菌性痢疾的病原菌。致病物质为菌毛、内毒素和外毒素。在临床上引起急性细菌性痢疾、中毒性痢疾和慢性细菌性痢疾。

（三）沙门菌属

与人类关系密切的沙门菌有伤寒、甲型副伤寒、肖氏、希氏、肠炎、猪霍乱、鼠伤寒沙门菌等。致病物质包括菌毛、Vi 抗原、内毒素和肠毒素等。临床上主要引起伤寒与副伤寒、食物中毒和败血症及无症状带菌。伤寒愈后可获牢固免疫力，以细胞免疫为主。

肥达试验可作为伤寒、副伤寒的辅助诊断。

【测试题】

（一）选择题

A_1 型题

1. 可引起人类肠外感染的大肠埃希菌是（　　）

   A. 条件致病菌　　B. 肠产毒型大肠埃希菌
   C. 肠致病型大肠埃希菌　　D. 肠侵袭型大肠埃希菌
   E. 肠出血型大肠埃希菌

2. 与立克次体有交叉抗原的肠道杆菌是（　　）

A. 沙门菌的某些菌株　　B. 志贺菌的某些菌株
C. 埃希菌的某些菌株　　D. 变形杆菌的某些菌株
E. 克雷伯菌的某些菌株

3. 在致病过程中，引起 2 次菌血症的细菌是（　　）
A. 志贺菌　　B. 伤寒沙门菌　　C. 结核分枝杆菌
D. 脑膜炎奈瑟菌　　E. 肺炎链球菌

4. 无动力的细菌是（　　）
A. 变形杆菌　　B. 志贺菌　　C. 大肠埃希菌
D. 肠炎沙门菌　　E. 伤寒沙门菌

5. 我国卫生细菌学标准规定：每升饮用水中大肠菌群数不得超过（　　）
A. 3 个　　B. 5 个　　C. 10 个
D. 100 个　　E. 50 个

6. 在国内引起细菌性痢疾最常见的病原菌是（　　）
A. 痢疾志贺菌 1 型　　B. 痢疾志贺菌 2 型　　C. 福氏志贺菌
D. 鲍氏志贺菌　　E. 宋内志贺菌

7. 伤寒发病 1 周内，进行病原学诊断应选择（　　）
A. 尿培养　　B. 粪便培养　　C. 血培养
D. 胆汁培养　　E. 呕吐物培养

8. 肠道杆菌没有哪一种抗原（　　）
A. M 抗原　　B. H 抗原　　C. O 抗原
D. K 抗原　　E. Vi 抗原

9. 关于肠道杆菌的叙述，不正确的是（　　）
A. 皆不形成芽胞　　B. 皆为革兰阴性杆菌
C. 生化反应活泼　　D. 肠道致病菌一般可分解乳糖
E. 抵抗力不强

10. 呈迁徙生长的细菌是
A. 变形杆菌　　B. 志贺菌　　C. 大肠埃希菌
D. 肠炎沙门菌　　E. 伤寒沙门菌

A_2 型题

11. 男性患者，30 岁，连续发热 39℃8 天，脾大。白细胞数低于正常值，中性粒细胞 0.56/L，淋巴细胞 0.43/L。相对脉缓，病前一直参加抗洪抢险，他最可能患的疾病是（　　）
A. 伤寒　　B. 斑疹伤寒　　C. 疟疾
D. 流行性感冒　　E. 脑膜炎

12. 一女性患者，28 岁，农民，急性腹泻 2 天，每天腹泻 10 余次，脓血便伴有黏液，有里急后重感，腹疼，肠鸣音亢进。体温 38.5℃，白细胞升高。粪便常规镜检，脓细胞满视野，红细胞（少许或＋＋），未发现阿米巴原虫，你认为患者最大可能是（　　）
A. 伤寒　　B. 胃肠型流行性感冒
C. 急性细菌性痢疾　　D. 致病性大肠埃希菌感染
E. 食物中毒

A_3 型题

患者张某，持续发热 8 天，平均 39.5℃，食欲减退。相对脉缓，表情淡漠、反应迟钝等神经系统中毒症状。脾大，肋缘下 1cm。胸部、背部出现淡红色玫瑰疹，白细胞 $4.3 \times 10^9/L$。

13. 该患者可能被哪种病原菌感染（ ）
  A. 葡萄球菌 B. 乙型溶血性链球菌 C. 伤寒沙门菌
  D. 破伤风芽胞梭菌 E. 致病性大肠埃希菌
14. 现在作病原学检查应采集什么标本（ ）
  A. 痰液 B. 血液 C. 尿液和粪便
  D. 脑脊液 E. 呕吐物
15. 在护理工作中应防止什么情况发生（ ）
  A. 不配合治疗 B. 超敏反应 C. 肠穿孔
  D. 排泄物污染同室患者 E. 治疗不彻底
16. 可选用的检查方法<u>不包括</u>（ ）
  A. 细菌培养 B. 查抗体 C. 粪便直接涂片
  D. DNA 探针技术 E. SPA 协同凝集试验

B 型题

（17～18 题备选答案）
  A. 鞭毛 B. 芽胞 C. 菌毛
  D. 荚膜 E. 肠毒素
17. 肠道杆菌不形成的是（ ）
18. 肠道杆菌的 H 抗原存在于（ ）

（19～20 题备选答案）
  A. 肥达反应结果：O 抗体升高；H 抗体不高
  B. 肥达反应结果：O 抗体升高；H 抗体升高
  C. 肥达反应结果：O 抗体不高；H 抗体升高
  D. 肥达反应结果：O 抗体不高；H 抗体不高
  E. 肥达反应结果：O 抗体升高；甲型副伤寒沙门菌 H 抗体升高
19. 回忆反应（ ）
20. 伤寒早期（ ）

（二）填空题

1. 肠道杆菌是一大群生物学性状相似的革兰________杆菌，寄生于人和动物的________，随________排出体外。

2. 致腹泻的大肠埃希菌有 5 种类型，分别是________、________、________、________和________。

3. 细菌性痢疾的免疫以________为主，伤寒的免疫以________为主。

4. 肠道杆菌中的多数非致病菌能分解________，大多数致病菌与之相反，这种生化反应可作为肠道致病菌和非致病菌的________依据之一。

5. 伤寒沙门菌死亡后释放的内毒素可使患者体温________，外周血液中的白细胞________。

（三）名词解释

肥达试验

【参考答案】

（一）选择题

1. A　2. D　3. B　4. B　5. A　6. C　7. C　8. A　9. D
10. A　11. A　12. C　13. C　14. C　15. C　16. C　17. B　18. A
19. C　20. A

（二）填空题

1. 阴性　肠道　粪便
2. ETEC　EPEC　EIEC　EHEC　EAEC
3. 体液免疫　细胞免疫
4. 乳糖　鉴别
5. 升高　减少

（三）名词解释

肥达试验　用已知伤寒沙门菌O、H抗原和甲型副伤寒沙门菌、肖氏沙门菌、希氏沙门菌H抗原与患者血清作定量凝集试验，以测定其血清中相应抗体的含量，协助诊断伤寒或副伤寒。

（吕瑞芳）

第十九章　厌氧性细菌

【重点概要】

（一）厌氧芽胞梭菌

1. 破伤风芽胞梭菌　①形态特征：菌体细长的革兰阳性杆菌。有周身鞭毛，一端有圆形的芽胞，形似鼓槌状，是该菌的典型特征。②致病条件：深而狭窄的伤口、混有泥土和异物、组织缺血坏死及混合感染。③致病机制与临床表现：致病物质外毒素对中枢神经（特别是脑干神经）和脊髓前角运动神经细胞有高度的亲和力，能与抑制性神经细胞突触末端的胆碱酯酶结合，阻断神经元之间抑制性冲动的传导，引起骨骼肌痉挛性收缩。典型症状是咀嚼肌痉挛所致的牙关紧闭、苦笑面容；颈部、躯干及四肢肌肉痉挛导致的角弓反张；呼吸困难，面部发绀，可因窒息而死亡。④防治原则：采取综合性措施，一是对适龄儿童和未免疫人群注射百白破三联疫苗，可获得有效的预防效果；二是正确、及时地处理伤口，防止厌氧环境的形成；三是对伤口污染严重又未进行过计划免疫者，应立即注射破伤风抗毒素 1500～3000U 进行紧急预防；四是治疗患者应早期足量使用抗毒素，在使用抗毒素前，应先做皮肤过敏试验，防止超敏反应的发生。同时，使用有效的抗生素可获得更好的疗效。

2. 产气荚膜梭菌　①形态特征：菌体为革兰阳性粗大杆菌。有芽胞，呈椭圆形，位于菌体次末端，直径小于菌体。有荚膜。②培养特性：在血琼脂平板上，菌落周围出现双层溶血环，又称靶形溶血环。在牛乳培养基中，因分解乳糖产酸，使酪蛋白凝固并产生大量气体冲击凝固的酪蛋白呈蜂窝状，称为“汹涌发酵”。③致病物质：产气荚膜梭菌能产生多种外毒素和侵袭性酶，主要有 α 毒素（卵磷脂酶）、κ 毒素（胶原酶）、μ 毒素（透明质酸酶）、γ 毒素（DNA 酶）、β 毒素（是引起人类坏死性肠炎的致病物质）。有些菌株还能产生肠毒素。④临床表现：主要引起气性坏疽，致病条件基本同破伤风，也能引起食物中毒和坏死性肠炎。

3. 肉毒梭菌　①形态特征：革兰阳性粗大杆菌，两端钝圆，无荚膜，有鞭毛；芽胞呈椭圆形，位于菌体的次极端，比菌体宽，使菌体呈网球拍状。②致病物质与机制：致病物质为肉毒毒素，此毒素是已知毒素中毒性最强的一种外毒素，为嗜神经毒素，肠道吸收后经淋巴和血液循环到达胆碱能神经，抑制神经-肌肉接头处神经介质乙酰胆碱的释放，影响神经冲动传递，导致肌肉松弛性麻痹。③所致疾病：食物中毒、婴儿肉毒病及创伤感染中毒。

（二）无芽胞厌氧菌

1. 感染特征　无芽胞厌氧菌感染的主要特征包括：①脓液和分泌物黏稠带有恶臭，

有时有气体；②无菌操作采集的脓液、分泌物等，直接涂片可查见细菌，但常规培养分离不到细菌；③与组织坏死和深部脓肿相关的感染部位可遍及全身，多呈慢性经过；④使用氨基糖苷类抗生素（链霉素、卡那霉素、庆大霉素等）长期治疗无效。

2. 致病特点　无芽胞厌氧菌的致病特点：①因异位寄生或机体抵抗力下降等原因而成为条件致病菌，引起内源性感染；②同时伴有需氧菌、兼性厌氧菌、厌氧菌的混合感染；③所致疾病无特定病型，多为化脓性感染，形成局部炎症，也可侵入血流造成败血症；④感染部位广泛，可遍及全身；⑤耐药性菌株多，治疗较困难。

3. 防治原则　①防止寄居部位改变：避免正常菌群侵入非正常寄居部位，防止局部出现厌氧微环境。②注意清洗伤口：去除坏死组织和异物；引流、维持和重建局部良好的血液循环等。③正确选用抗生素：治疗时应对临床分离株进行药物敏感性测定，以正确指导选用药物进行治疗。

【测试题】

（一）选择题

A_1 型题

1. 长期使用抗生素易引起（　　）
   A. 无芽胞厌氧菌感染　B. 厌氧芽胞杆菌感染　C. 病毒感染
   D. 缺陷病毒感染　E. 梅毒螺旋体感染
2. 破伤风梭菌主要引起（　　）
   A. 菌血症　B. 败血症　C. 毒血症
   D. 脓毒血症　E. 病毒血症
3. 破伤风梭菌的致病机制是（　　）
   A. 破伤风梭菌通过血流侵入中枢神经系统大量增殖致病
   B. 破伤风痉挛毒素侵入中枢神经系统致病
   C. 破伤风溶血毒素侵入中枢神经系统致病
   D. 破伤风梭菌产生内毒素引起休克
   E. 破伤风梭菌产生内毒素侵入中枢神经系统致病
4. 注射 TAT 的目的是（　　）
   A. 对易感人群进行预防接种
   B. 对可疑破伤风患者进行治疗及紧急预防
   C. 杀灭伤口中繁殖的破伤风梭菌
   D. 主要用于儿童的预防接种
   E. 中和与神经细胞结合的毒素
5. 可以引起食物中毒的病原菌是（　　）
   A. 炭疽杆菌　B. 破伤风梭菌　C. 脆弱类杆菌
   D. 产气荚膜梭菌　E. 产黑色素杆菌
6. 引起气性坏疽的病原体是（　　）
   A. 炭疽杆菌　B. 变形杆菌　C. 产气肠杆菌
   D. 鼠疫耶尔森菌　E. 产气荚膜梭菌

7. 庖肉培养基可用于培养（　　）

A. 枯草杆菌　B. 炭疽杆菌　C. 百日咳杆菌

D. 产气荚膜梭菌　E. 流感嗜血杆菌

8. 目前已知的细菌毒素中毒性最强的是（　　）

A. 破伤风痉挛毒素　B. 金葡菌肠毒素　C. 霍乱肠毒素

D. 肉毒毒素　E. 志贺毒素

9. 肉毒梭菌引起的食物中毒是以（　　）症状为主

A. 消化系统　B. 呼吸系统　C. 神经系统

D. 泌尿系统　E. 循环系统

10. 正常情况下，无芽胞厌氧菌不存在的部位是（　　）

A. 子宫腔　B. 尿道　C. 肠道

D. 阴道　E. 上呼吸道

11. 在人体肠道正常菌群中，占绝对优势的细菌是（　　）

A. 链球菌　B. 大肠埃希菌　C. 变形杆菌

D. 白假丝酵母菌　E. 无芽胞厌氧菌

A_2 型题

12. 某女，36 岁，下腹部疼痛 4 天，并伴有阵发性痉挛性疼痛，阴道有大量黄色无气味的分泌物。1 周前曾做过经阴道的结扎手术，患者阴道后穹隆穿刺术获得 20ml 带血、恶臭的脓性液体，厌氧培养分离出 G^- 杆菌。你认为患者感染下述哪种细菌的可能性大？（　　）

A. 大肠埃希菌　B. 肺炎克雷伯菌　C. 变形杆菌

D. 铜绿假单胞菌　E. 脆弱类杆菌

13. 有一慢性肝脓肿的患者，吸出脓液黏稠带有恶臭，有气体。在紫外线下照射发出荧光。常规培养未分离到细菌。使用氨基糖苷类抗生素（链霉素、卡那霉素、庆大霉素等）长期治疗无效。请考虑可能是哪类细菌感染？（　　）

A. 葡萄球菌　B. 产气荚膜梭菌　C. 无芽胞厌氧菌

D. 结核分枝杆菌　E. 大肠埃希菌

A_3 型题

患者张某，35 岁，1 周前在施工中受伤，入院时面部肌肉抽搐，苦笑面容，1 天前出现张口困难，喝水时有呛水现象。

14. 你认为患者可能患哪种病？（　　）

A. 破伤风　B. 气性坏疽　C. 大叶性肺炎

D. 伤寒　E. 百日咳

15. 其致病物质可能是（　　）

A. 内毒素　B. 痉挛毒素　C. 肉毒毒素

D. 耐热肠毒素　E. 类毒素

B 型题

（16～18 题备选答案）

A. 细菌呈鼓槌状　B. 血平板上双溶血环

C. 培养后出现似露滴状菌落　D. 能产生 β-内酰胺酶

E. 细菌呈网球拍状

16. 符合产气荚膜梭菌的特点是（　　）

17. 符合破伤风梭菌的特点是（　　）

18. 符合肉毒梭菌的特点是（　　）

（19～22 题备选答案）

A. 毒素作用于中枢神经系统

B. 毒素作用于外周胆碱能神经

C. 毒素仅作用于肠黏膜上皮细胞

D. 为引发牙周脓肿最常见的细菌

E. 在牛乳培养基上可产生“汹涌发酵”现象

19. 产气荚膜梭菌（　　）

20. 无芽胞厌氧菌（　　）

21. 肉毒梭菌（　　）

22. 破伤风梭菌（　　）

（二）填空题

1. 破伤风感染条件是________、________和________。

2. 破伤风梭菌的芽胞呈圆形，位于菌体________，其直径________菌体宽度。

3. 破伤风类毒素是破伤风外毒素经________处理后，使________消失，保留完整的________而制成的生物制品。

4. 破伤风患者的治疗应给予注射________中和游离的外毒素，同时注射大剂量________以杀死破伤风梭菌的繁殖体。

5. 注射破伤风类毒素进行预防接种，主要对象是儿童、________和________。

6. 产气荚膜梭菌引起的主要疾病有________、________。

7. 目前已知毒性最强的生物毒素是________。

8. 肉毒梭菌的致病物质是________，可导致肌肉________型麻痹。

9. 无芽胞厌氧菌大多数是人体的________，多引起________感染。

10. 在无芽胞厌氧菌感染中，以________最常见，临床分离的厌氧菌 70%～80%是该菌。

（三）名词解释

1. 厌氧性细菌　　2. 汹涌发酵

【参考答案】

（一）选择题

1. A　2. C　3. B　4. B　5. D　6. E　7. D　8. D　9. C
10. A　11. E　12. E　13. C　14. A　15. B　16. B　17. A　18. E
19. E　20. D　21. B　22. A

（二）填空题

1. 窄而深的伤口　局部组织供血不足　混合有需氧菌及兼性厌氧菌的感染

2. 极端　大于

3. 0.3%～0.4%甲醛 毒性 免疫原性

4. 破伤风抗毒素 青霉素

5. 军人 极易受外伤人员

6. 气性坏疽 食物中毒

7. 肉毒毒素

8. 肉毒毒素 弛缓

9. 正常菌群 内源性

10. 脆弱类杆菌

（三）名词解释

1. 厌氧性细菌 是一群必须在无氧条件下才能生长、繁殖的细菌。

2. 汹涌发酵 在牛乳培养基中，因分解乳糖产酸，使酪蛋白凝固并产生大量气体冲击凝固的酪蛋白呈蜂窝状，将液面封固的凡士林层上推，甚至冲走试管口棉塞，气势凶猛，这种现象称为“汹涌发酵”。

（李智山）

第二十章　分枝杆菌属

【重点概要】

分枝杆菌属是一类细长或略带弯曲的呈分枝状生长杆菌，细胞壁含有大量脂质而具有耐酸和抗乙醇的特点，一般染色不易着色，一旦染色后可抵抗盐酸、乙醇脱色，又称为抗酸杆菌。

结核分枝杆菌

1. 主要生物学性状　抗酸染色阳性，呈红色，菌体细长、略微弯曲。专性需氧，营养要求较高，常用罗-琴培养基分离培养2～8周，可见乳白色或淡黄色粗糙、边缘薄且不齐的形似菜花状菌落。在液体培养基中可形成菌膜，有毒菌株在液体培养基中呈索状生长。

对理化因素有较强抵抗力，在干燥痰中可存活6～8个月，耐酸、耐碱。用酸或碱处理标本，有利于提高结核菌的分离率。对湿热、紫外线及75％乙醇敏感，对常规抗生素不敏感。

结核分枝杆菌可发生形态、菌落、毒力和耐药性变异。为防止耐药性变异，尽量避免单一使用链霉素、异烟肼、利福平等药物，选择敏感药物进行治疗。卡介苗（BCG）是牛型结核分枝杆菌传种230代通过毒力变异而获得的减毒活疫苗，现已广泛应用于结核病的预防。

2. 致病性与免疫性　结核分枝杆菌的致病性与其菌体成分、毒性代谢产物以及机体超敏反应所引起的免疫损伤有关。其毒性物质主要是脂质中的索状因子和硫脂。

结核分枝杆菌可通过多种途径进行传播，呼吸道传播是主要传染途径，传染源主要是未经治疗痰菌阳性的结核病患者，可引起肺部感染和肺外感染。

抗感染免疫主要是以T细胞介导的细胞免疫为主，一旦结核分枝杆菌被清除，免疫力也随之消失，故称为感染免疫或有菌免疫。

3. 实验室检查　根据不同病症和体征，采集不同标本如痰、尿、粪便、脑脊液等，直接涂片抗酸染色镜检抗酸杆菌，亦可分离培养鉴定，还可用核酸探针、PCR、ELISA等技术进行快速诊断。临床上应用结核菌素进行皮肤试验，测试机体对结核菌是否引起机体迟发型超敏反应（Ⅳ型超敏反应），目前常用的为PPD试验，阳性表示曾感染过结核分枝杆菌或接种过BCG。对3岁以下强阳性反应者，应视为有新近感染的活动性结核病。

4. 防治原则　防治原则主要是控制传染源、切断传播途径、增强免疫力、降低易感性。治疗原则是早期、联用、适量、规律、全程使用敏感药物的原则。对肺结核患者，应及时发现、早期治疗。禁止随地吐痰，广泛开展BCG接种。积极参与WHO推广DOTS（即在医务人员直接监视下的短程化疗）计划。

【测试题】

（一）选择题

A_1 型题

1. 关于结核分枝杆菌，下列说法**错误**的是（　　）
   A. 抗酸染色阳性，呈红色
   B. 专性需氧，营养要求高
   C. 繁殖速度慢，约18小时繁殖一代
   D. 菌落粗糙、干燥，呈颗粒状
   E. 耐高温，100℃30分钟煮沸才能死亡
2. BCG是（　　）
   A. 经甲醛处理后的牛型结核分枝杆菌
   B. 保持免疫原性的人型结核分枝杆菌
   C. 保持免疫原性减毒的人型结核分枝杆菌
   D. 保持免疫原性减毒的牛型结核分枝杆菌
   E. 发生了抗原变异的牛型结核分枝杆菌
3. 结核分枝杆菌生长繁殖最适pH值为（　　）
   A. 4～6　B. 6.4～6.8　C. 7.2～7.6
   D. 7.6～8.2　E. 8.4～9.2
4. 人体对结核分枝杆菌的抗感染免疫主要是（　　）
   A. 以体液免疫为主　B. 以细胞免疫为主
   C. 人工被动免疫　D. 过敏反应
   E. 体液免疫和细胞免疫并重
5. 下列哪种物质与结核结节形成和干酪样坏死有关（　　）
   A. 索状因子　B. 磷脂　C. 硫脂
   D. 蜡质D　E. 分枝菌酸
6. 关于结核菌素试验，叙述**错误**的是（　　）
   A. 检测机体体液免疫和细胞免疫状况
   B. 可用来选择卡介苗接种对象
   C. 可作为婴幼儿结核病的辅助诊断
   D. 红肿硬结直径小于0.5cm为阴性
   E. PPD阳性说明已感染过结核菌或接种过BCG
7. 结核分枝杆菌感染机体的途径包括（　　）
   A. 呼吸道　B. 泌尿道　C. 消化道
   D. 皮肤　E. 以上均是
8. 最适合接种卡介苗的人群是（　　）
   A. PPD试验阴性儿童

B. PPD 试验阳性儿童
C. OT 试验阴性的麻疹患儿
D. 长期低热、咳嗽，疑为肺结核儿童
E. PPD 试验阴性的细胞免疫缺陷者

9. 麻风杆菌抗酸染色阳性结果为（　　）
A. 菌体呈绿色　　B. 菌体呈红色　　C. 菌体呈蓝色
D. 菌体呈紫色　　E. 菌体呈黄色

10. 通常用于培养结核分枝杆菌的培养基为（　　）
A. 卡-布培养基　　B. 罗-琴培养基　　C. 鲍-金培养基
D. 血平板　　E. 巧克力平板

11. 目前麻风实验室诊断的主要方法是（　　）
A. 直接镜检　　B. 分离培养　　C. 麻风菌素试验
D. 动物实验　　E. 血清学试验

12. 关于结核分枝杆菌形态染色特点，**错误**的是（　　）
A. 细长略弯的杆菌
B. 不容易着色
C. 要着色须加温或延长染色时间
D. 革兰染色阴性
E. 菌体有分枝并常聚集成团

13. 分枝杆菌属最突出的特点是（　　）
A. 胞壁含大量脂质　　B. 无特殊结构　　C. 呈分枝生长
D. 一般不易着色　　E. 抗盐酸和乙醇脱色

14. 结核菌素化学本质是（　　）
A. 脂多糖　　B. 磷脂　　C. 多糖
D. 蛋白质　　E. 核酸

15. 结核菌素试验注射的部位是（　　）
A. 臀部肌肉　　B. 肱二头肌
C. 肱三头肌　　D. 左侧腕关节
E. 左前臂掌侧中央部皮内

（二）填空题

1. 结核分枝杆菌与致病有关的脂质主要有________和________。
2. 临床上最常见的结核病为________，传染源为________，传播途径为________。
3. 抗结核菌的特异性免疫主要是________。
4. 结核菌素试验阳性说明曾感染过________或接种过________。
5. 结核菌素试验目前是用 1ml 皮内注射器抽取________ ml PPD 在被试者的左前臂掌侧________，皮肤即呈现一个直径________皮丘。________小时内检测试验结果，以注射局部皮肤的________为准，测量其反应直径的大小。
6. 预防结核病可接种________疫苗，该疫苗是经过________变异而获得的________活疫苗。
7. 非结核分枝杆菌引起的感染在临床上难以与________和其他慢性呼吸道疾病区别，

此类细菌对常用的抗结核药物呈天然________。

8. 麻风病根据临床表现及病理改变和细菌检查，大部分患者可分为________麻风和________麻风两型，前者________低下，传染性强；后者为________性疾病，传染性小。

（三）名词解释

1. 抗酸杆菌　　2. BCG　　3. 结核菌素试验　　4. 麻风细胞

【参考答案】

（一）选择题

1. E　2. D　3. B　4. B　5. D　6. A　7. E　8. A　9. B
10. B　11. A　12. D　13. A　14. D　15. E

（二）填空题

1. 索状因子　硫脂
2. 肺结核　痰菌阳性患者　呼吸道
3. 细胞免疫
4. 结核分枝杆菌　BCG
5. 0.1　皮内注射　5～6mm　48～72　红肿硬结
6. BCG　毒力　减毒
7. 结核分枝杆菌　耐药
8. 瘤型　结核样型　细胞免疫　自限

（三）名词解释

1. 抗酸杆菌　分枝杆菌属是一类细长或略带弯曲的需氧杆菌，其细菌壁含有大量脂质，一般不易着色，一旦着色，可抵抗盐酸和乙醇的脱色，故又称为抗酸杆菌。

2. BCG　是 Calmette 与 Guerin 两人将有毒的牛型结核分枝杆菌培养于含有甘油、胆汁、马铃薯的培养基中，传种 230 代而获得的减毒活疫苗。

3. 结核菌素试验　是应用结核菌素进行的皮肤试验，用来测定机体对结核菌是否引起迟发型超敏反应（Ⅳ型超敏反应）。

4. 麻风细胞　在某些麻风患者的渗出液标本中可查见吞噬细胞内存在大量的麻风分枝杆菌，常呈束状排列，这种细胞称为麻风细胞。

（郑韵芳）

第二十一章 其他细菌

【重点概要】

其他细菌包括不同菌属、不同种类的细菌，有杆菌、弧菌；既有革兰染色阳性菌，亦有革兰染色阴性菌。其中，有的是国际检疫的甲类传染性疾病的病原菌；有的是人兽共患病的病原菌；有的是医院感染常见的致病菌；还有的是条件发生改变的机会致病菌。现将临床上常见细菌的传播途径、所致疾病与防治原则归纳如下（表 21-1）：

表 21-1 常见的其他细菌

菌 名	传播途径	所致疾病	防治原则
铜绿假单胞菌	接触、空气、医疗器械	继发感染、医院感染	加强医疗器械的消毒灭菌，在护理工作中应严格无菌操作，定期对病房进行消毒，防止医院内交叉感染
鲍曼不动杆菌	呼吸机、伤口	医院获得性肺炎、尿路或伤口感染、菌血症、继发性脑膜炎	加强医疗器械（特别是呼吸机）的消毒灭菌，在护理工作中应严格无菌操作，定期对病房进行消毒，防止医院内交叉感染
流感嗜血杆菌	呼吸道	原发感染、继发感染	自动免疫：接种 B 型流感嗜血杆菌的荚膜多糖疫苗。治疗选用广谱抗生素
嗜肺军团菌	呼吸道	肺炎	加强水源监测和消毒。治疗可用红霉素、庆大霉素、利福平等
霍乱弧菌	消化道	霍乱（国际检疫甲类传染病）	加强水源和粪便管理，培养良好的卫生习惯。患者要及时补液，纠正电解质紊乱，同时用四环素、多西环素等进行抗菌治疗
副溶血性弧菌	接触、消化道	食物中毒	加强饮食卫生，对海产品及盐腌食物要煮熟后食用，醋可杀灭本菌。治疗应用庆大霉素、诺氟沙星、SMZ 等抗生素
空肠弯曲菌	消化道、接触	婴幼儿腹泻、食物中毒、吉兰-巴雷综合征	加强人畜粪便的卫生管理，注意食品及饮水卫生。治疗可用红霉素、庆大霉素等抗生素
幽门螺杆菌	消化道	慢性胃炎、消化性溃疡、胃癌	抗菌治疗，对青霉素、头孢菌素和氨基糖苷类等药物敏感，可采用铋制剂或抑酸剂结合抗生素的联合疗法

续表

菌　名	传播途径	所致疾病	防治原则
放线菌	伤口、呼吸道	软组织化多发性脓肿和瘘管、肺部感染	注意口腔卫生，防止内源性感染的发生。患者的脓肿和瘘管应进行外科清创处理，同时选用青霉素、红霉素及林可霉素等抗生素治疗
白喉棒状杆菌	呼吸道	白喉	自动免疫：接种白、百、破三联疫苗或白喉类毒素。被动免疫：注射白喉抗毒素。应用青霉素、红霉素或广谱抗生素治疗
炭疽芽胞杆菌	呼吸道、消化道、皮肤黏膜	炭疽	病畜应严格隔离或处死焚毁或深埋于2米以下。自动免疫：接种炭疽减毒活疫苗，治疗以青霉素为首选药物，也可选用其他广谱抗生素

【测试题】

（一）选择题

A_1 型题

1. 能形成异染颗粒的细菌是（　　）
   A. 白喉棒状杆菌　B. 炭疽芽胞杆菌　C. 铜绿假单胞菌
   D. 霍乱弧菌　E. 流感嗜血杆菌
2. 属于需氧芽胞杆菌的是（　　）
   A. 结核分枝杆菌　B. 炭疽芽胞杆菌　C. 破伤风芽胞梭菌
   D. 嗜肺军团菌　E. 布鲁菌
3. 对炭疽杆菌叙述**错误**的是（　　）
   A. G^+粗大杆菌，竹节状排列，有荚膜
   B. 有芽胞
   C. 在普通平板上形成粗糙菌落，边缘呈卷发状
   D. 芽胞在厌氧环境中产生
   E. 多途径传播
4. 常见医院感染致病菌是（　　）
   A. 鲍曼不动杆菌　B. 幽门螺杆菌　C. 副溶血弧菌
   D. 空肠弯曲菌　E. 霍乱弧菌
5. 关于霍乱的防治，下列叙述**错误**的是（　　）
   A. 患者应严格隔离
   B. 治疗的关键是及时补液，纠正电解质紊乱
   C. 同时使用敏感的抗生素
   D. 加强水源、饮食的管理
   E. 患者排泄物不需处理，直接排放
6. 关于副溶血弧菌描述**错误**的是（　　）
   A. 革兰阴性弧菌

B. 称为嗜盐菌
C. 嗜酸怕碱
D. 主要引起食物中毒
E. 食入未煮熟的海产品或污染本菌的盐腌食物而感染

7. 关于铜绿假单胞菌，错误的是（　　）
A. 革兰阴性杆菌
B. 营养要求不高
C. 产生水溶性色素
D. 对多种抗生素天然耐药
E. 多引起原发感染

8. 能引起慢性胃炎和消化性溃疡的细菌是（　　）
A. 幽门螺杆菌
B. 空肠弯曲菌
C. 副溶血弧菌
D. 放线菌
E. 结核分枝杆菌

9. 关于嗜肺军团菌叙述错误的是（　　）
A. 革兰阴性杆菌
B. 是医院感染的常见病原菌
C. 通过呼吸道传播
D. 引起的疾病是波浪热
E. 主要存在于空调的冷却水中

10. 在脓汁中可形成硫磺软膏的病原体是（　　）
A. 炭疽芽胞杆菌
B. 铜绿假单胞菌
C. 霍乱弧菌
D. 放线菌
E. 空肠弯曲菌

（二）填空题

1. 嗜肺军团菌可存在于医院的________、________和________中，通过________传播。
2. 预防白喉人工主动免疫用________，人工被动免疫用________。
3. 铜绿假单胞菌可产生多种水溶性色素，特征性色素为________。主要通过________传播，它是________常见的致病菌。
4. 在多发性脓肿和瘘管的脓汁标本中找到________，可初步诊断________感染。
5. 流感嗜血杆菌营养要求高，培养时需要________因子和________因子。
6. 霍乱弧菌为________鞭毛弧菌，嗜碱怕________，常在pH为________培养基上生长，主要产生________，引起烈性________传染病，即霍乱。
7. 因生吃污染有副溶血性弧菌的________或盐腌食物，引起________疾病。
8. 引起医院感染最常见的革兰阴性杆菌是________和________。

【参考答案】

（一）选择题

1. A　2. B　3. D　4. A　5. E　6. C　7. E　8. A　9. D
10. D

（二）填空题

1. 空调　淋浴头　呼吸机　呼吸道
2. 白喉类毒素　白喉抗毒素
3. 绿脓素　接触　医院感染

4. 硫磺软膏 放线菌
5. X V
6. 单 酸 8.8～9.2 霍乱肠毒素 消化道
7. 海产品 食物中毒
8. 铜绿假单胞菌 鲍曼不动杆菌

（郑韵芳）

第二十二章　其他原核细胞型微生物

【重点概要】

（一）支原体

支原体是一类缺乏细胞壁、形态多样、可通过细菌滤器、目前所知能在无生命培养基中生长繁殖的最小的原核细胞型微生物。

支原体革兰染色阴性，吉姆萨染色呈淡紫色。营养要求高，主要以二分裂方式繁殖。在含胆固醇、血清等固体培养基中形成典型的“油煎蛋”微小菌落。支原体致病性较弱，通过神经毒素、磷脂酶及过氧化氢等毒性代谢产物引起疾病。临床上常见的病原性支原体见表 22-1。

表 22-1　人类致病性支原体传播途径、感染部位及所致疾病

支原体	传播途径	感染部位	所致疾病
肺炎支原体	呼吸道传播	呼吸道	原发性非典型性肺炎、上呼吸道感染
人型支原体	性接触传播	泌尿生殖道	附睾炎、盆腔炎、产褥热
生殖道支原体	性接触传播	泌尿生殖道	尿道炎
解脲脲原体	性接触传播、垂直传播	泌尿生殖道	非淋菌性尿道炎，与不孕不育、不良妊娠有关

（二）立克次体

立克次体是一类由节肢动物传播、严格的活细胞内寄生的原核细胞型微生物。与革兰阴性菌类似，立克次体以二分裂繁殖为主。

立克次体形态多样，以球杆状或杆状为主，吉姆萨染成紫蓝色，在无生命培养基中不能生长。常用的培养方法有动物接种、鸡胚培养和细胞培养。

某些立克次体与变形杆菌的菌体有共同抗原，临床上应用变形杆菌代替相应的立克次体抗原，对疑为立克次体病患者血清作交叉凝集反应，以辅助立克次体病诊断，称为外-斐反应。

立克次体主要致病物质是内毒素和磷脂 A。立克次体以虱、蚤、蜱和螨等吸血节肢动物为传播媒介，通过叮咬或其粪便污染伤口而使人感染，引起人兽共患的自然疫源性疾病（表 22-2）。

表 22-2 常见立克次体的传染源、传播途径和所致疾病

立克次体	传染源	传播途径	所致疾病
普氏立克次体	患者	伤口、呼吸道、眼结膜	流行性斑疹伤寒
莫氏立克次体	鼠类	伤口、口、鼻、眼结膜	地方性斑疹伤寒
恙虫热立克次体	野鼠和家鼠	伤口	恙虫热
立氏立克次体	哺乳动物	伤口	斑点热
Q热柯克斯体	野生小动物、牛、羊	伤口、接触、呼吸道、消化道	Q热

立克次体是严格胞内寄生的病原体，抗感染免疫以细胞免疫为主，机体感染后可获持久免疫力。

预防立克次体病重点在于消灭储存宿主和节肢动物。注意个人卫生与防护。特异性预防以接种死疫苗为主。治疗应早期使用氯霉素、四环素类等抗生素，但病原体彻底清除或患者健康恢复主要依赖机体的细胞免疫。

（三）衣原体

衣原体是一类严格细胞内寄生、有独特发育周期、能通过细菌滤器的原核细胞型微生物。与革兰阴性菌相似，以二分裂方式繁殖。

衣原体有2种大小不同、形态为圆形或卵圆形颗粒，革兰染色不易着色，吉姆萨染色呈紫色或淡蓝色。衣原体在细胞内可形成包涵体。衣原体具有独特的发育周期，即原体和始体。胞外原体具有感染性，而始体是繁殖体。

衣原体产生类似革兰阴性菌的内毒素，抑制细胞代谢，导致细胞溶解与破坏。常见临床致病性衣原体见表22-3。

表 22-3 临床常见衣原体传播途径、所致疾病

衣原体		传播途径	所致疾病
沙眼衣原体	沙眼亚种	眼-眼、眼-手-眼	沙眼
	沙眼亚种某些血清型	游泳池水、手	包涵体结膜炎（成人）
		产道	包涵体结膜炎（新生儿）
		呼吸道	婴幼儿肺炎
		性接触	泌尿生殖道感染
	性病淋巴肉芽肿亚种	性接触	性病淋巴肉芽肿
肺炎衣原体		呼吸道	肺炎（以青少年为主）、呼吸道感染

目前，预防尚无特异性方法，积极开展卫生宣传教育，注意个人卫生，杜绝不洁性行为，避免直接或间接接触。

（四）螺旋体

螺旋体是一类细长、柔软、螺旋状、运动活泼的原核细胞型微生物。具有细菌的基本结构，以二分裂方式繁殖。螺旋体Fontana镀银染色呈棕褐色。在暗视野显微镜下，可见螺旋体呈屈伸、翻转、移行、滚动状运动。螺旋体因种类不同，培养条件也不尽相同。螺旋体对理化抵抗力不强，梅毒螺旋体离体后很快死亡，对常用化学消毒剂及青霉素敏感。

螺旋体的储存宿主主要是以啮齿动物为主，人类通过直接接触、吸血昆虫媒介传播而感染，引起自然疫源性疾病螺旋体病。有的可引起性传播疾病（表 22-4）。

表 22-4 主要致病性螺旋体致病物质、传播途径及所致疾病

菌属	传播途径	致病物质	所致疾病
钩端螺旋体属	伤口、黏膜 垂直传播	内毒素样物质、溶血素和细胞毒因子	钩体病（黄疸出血型、流感伤寒型、肺出血型、肾衰竭型等）
密螺旋体属	性接触 垂直传播	外膜蛋白、透明质酸酶等，免疫损伤	获得性梅毒 先天性梅毒
疏螺旋体属	人虱叮咬	机械损伤、免疫损伤等	回归热

钩体病预防的主要措施是防鼠、灭鼠，加强对带菌家畜的管理，注意保护水源，接种疫苗。性病梅毒预防应加强性卫生宣传教育，严格社会管理。回归热的预防是提高卫生水平，消除虱子，注意避免蜱叮咬。螺旋体引起的疾病应早期应用抗生素彻底治疗。

【测试题】

（一）选择题

A_1 型题

1. 首先成功分离培养出沙眼衣原体的学者是（　　）
   A. 李斯特　B. 汤飞凡　C. 巴斯德
   D. 郭霍　E. 琴纳
2. 具有特殊发育周期的微生物是（　　）
   A. 支原体　B. 衣原体　C. 立克次体
   D. 螺旋体　E. 放线菌
3. 关于支原体，下列**错误**的是（　　）
   A. 无细胞壁　B. 能通过滤菌器　C. 多形态性
   D. 有独特生活周期　E. 胞膜中胆固醇含量高
4. 在衣原体发育周期中，无感染性的是（　　）
   A. 原体　B. 始体　C. 中间体
   D. 核糖体　E. 包涵体
5. 与立克次体有共同抗原成分的细菌是（　　）
   A. 痢疾志贺菌　B. 大肠埃希菌　C. 铜绿假单胞菌
   D. 变形杆菌　E. 产气杆菌
6. 经螨传播的立克次体病是（　　）
   A. Q 热　B. 流行性斑疹伤寒　C. 地方性斑疹伤寒
   D. 斑点热　E. 恙虫病
7. 立克次体与病毒的共同特点是（　　）
   A. 对抗生素不敏感　B. 以二分裂方式繁殖

C. 无细胞壁和细胞膜　　D. 专性细胞内寄生
E. 以节肢动物为媒介进行传播

8. 能在无生命培养基上繁殖的最小的微生物是（　　）
A. 病毒　　B. 衣原体　　C. 支原体
D. 立克次体　　E. 螺旋体

9. 不会通过性接触传播的病原体是（　　）
A. 沙眼衣原体　　B. 梅毒螺旋体　　C. 淋病奈瑟菌
D. 解脲脲原体　　E. 钩端螺旋体

10. 常用于螺旋体染色的方法是（　　）
A. 革兰染色　　B. 抗酸染色　　C. 瑞士染色
D. 镀银染色　　E. 吉姆萨染色

（二）填空题

1. 支原体最重要的特点是缺乏________，在形态上呈________，并且能够通过________。

2. 支原体在含胆固醇、血清的培养基上形成________样菌落。

3. 衣原体独特的发育周期包括了________和________两个阶段，其中________具有高度感染性。

4. 钩端螺旋体的重要传染源和储存宿主是________和________。

5. 梅毒的病原体是________，通过________或________传播，________是梅毒的唯一传染源。

6. 恙虫热的病原体是________，________既是储存宿主又是传播媒介。

7. 立克次体的主要致病物质是________和________，以________节肢动物为媒介，通过它们________或其粪便污染________而感染人类。

8. 解脲脲原体主要通过________或________等途径引起________疾病。

9. 肺炎支原体主要通过________传播，引起________。

10. 观察螺旋体活体常用________显微镜，标本染色常采用________法。

（三）名词解释

1. 支原体　2. 衣原体　3. 立克次体　4. 螺旋体

【参考答案】

（一）选择题

1. B　2. B　3. D　4. B　5. D　6. E　7. D　8. C　9. E　10. D

（二）填空题

1. 细胞壁　多形性　细菌滤器
2. 油煎蛋
3. 原体　始体　原体
4. 鼠　猪
5. 梅毒螺旋体　性接触　垂直　人

6. 恙虫热立克次体　恙螨

7. 内毒素　磷脂 A　吸血　叮咬　伤口

8. 性接触　垂直　非淋菌性尿道炎

9. 呼吸道　非典型性肺炎

10. 暗视野　镀银染色

（三）名词解释

1. 支原体　支原体是一类缺乏细胞壁、形态多样、可通过细菌滤器、目前所知能在无生命培养基中生长繁殖的最小的原核细胞型微生物。

2. 衣原体　衣原体是一类严格细胞内寄生、有独特发育周期、能通过细菌滤器的原核细胞型微生物。

3. 立克次体　立克次体是一类由节肢动物传播、严格的活细胞内寄生的原核细胞型微生物。

4. 螺旋体　螺旋体是一类细长、柔软、螺旋状、运动活泼的原核细胞型微生物。

（郑韵芳）

第二十三章　真　　菌

【重点概要】

真菌是一类不分根、茎、叶，不含叶绿素，具有典型细胞核和完整细胞器的真核细胞型微生物。

（一）概述

1. 主要生物学性状　真菌按形态和结构分为单细胞真菌和多细胞真菌两类。单细胞真菌为圆形或卵圆形，多细胞真菌由菌丝和孢子构成。大多数的真菌营养要求不高，常用沙保弱培养基培养。最适 pH 为 4～6，适宜温度为 22～28℃，深部真菌为 35℃。需要较高的湿度和氧气。真菌繁殖方式多样，无性繁殖是其主要方式，特别是以菌丝和孢子繁殖为主。单细胞真菌可形成酵母型或酵母样菌落，多细胞真菌形成丝状菌落。真菌对干燥、紫外线和一般消毒剂抵抗力较强，对热抵抗力不强。对 2.5%碘酊、2%苯酚等较敏感。对常规抗生素不敏感。对抗真菌性药物（如两性菌素 B、酮康唑等）敏感。

2. 致病性与免疫性　真菌致病力较细菌弱，但它可以通过多种途径引起机体疾病。致病性真菌主要引起皮肤、皮下组织和全身性感染；机会致病性真菌在机体免疫力低下、滥用抗生素引起菌群失调、长期接受放疗或化疗的肿瘤患者、免疫抑制剂和激素使用者、慢性消耗性疾病患者易引起内源性感染；过敏体质者接触、吸入、食入真菌孢子或菌丝可导致各种类型的超敏反应性疾病；人若摄食被真菌污染食物后，可引起急、慢性中毒；某些真菌产生的毒素可引起肿瘤。抗真菌免疫包括非特异性免疫和特异性免疫。非特异性免疫在防止真菌感染方面起到重要作用，而特异性免疫在真菌感染恢复方面起到关键作用。

3. 实验室检查　真菌实验室检查一般包括标本采集、显微镜检查、分离培养、生化实验和免疫学实验等。其中以显微镜检查和分离培养最为重要。标本一般进行湿涂片，镜检时发现菌丝或孢子时，可初步诊断为真菌感染。有些真菌可通过染色镜检，提高阳性检出率。直接镜检如不能确诊时，应做真菌分离培养。

4. 防治原则　目前，尚无特异性预防措施。浅部真菌感染的预防主要注意清洁卫生，避免与患者及污染的物品直接接触。深部真菌感染的预防主要是提高机体免疫力，不要滥用、乱用抗生素、免疫抑制剂或激素，还要重点预防真菌的医院感染，选用敏感的抗真菌药物。

（二）皮肤感染真菌

引起皮肤感染的真菌主要有皮肤癣菌，为多细胞真菌，主要引起皮肤癣症。在临床上，同一种癣症可由数种不同皮肤癣菌引起，而同一种癣菌因侵害部位不同，又可引起不同的癣症。

(三) 机会致病性真菌

1. 假丝酵母菌　白假丝酵母菌是最常见的致病菌。白假丝酵母菌俗称白念珠菌，革兰染色阳性，菌体圆形或椭圆形，大小不等，着色不均，形成类酵母型菌落。白假丝酵母菌为内源性机会致病菌，大多在机体免疫力下降时引起浅部或深部组织感染，该菌也是医院感染常见的致病性真菌。

2. 新生隐球菌　又称为溶组织酵母菌，革兰染色阳性，圆形或卵圆形。生成酵母型菌落。新生隐球菌亦是机会致病菌，易感染细胞免疫功能低下者的深部组织，侵犯中枢神经系统，导致慢性脑膜炎。新生隐球菌感染发病率越来越高，在国外已成为 AIDS 最常见的并发症之一，也是 AIDS 死亡的首要原因。

3. 曲霉菌和毛霉菌　曲霉菌和毛霉菌广泛分布于自然界，是实验室常见的污染菌，亦是机会致病性真菌，常引起重症危重患者的继发感染。

曲霉菌常在机体免疫力下降时，通过侵犯机体多个部位，引起曲霉病。还可引起超敏反应、毒素中毒症和癌症，如黄曲霉产生的黄曲霉毒素可诱发肝癌。毛霉菌常在机体免疫力低下或进行创伤性诊疗如静脉插管、血液透析或绷带污染，可通过多种途径侵入人体（主要是呼吸道途径），引起人的皮肤、肺、胃、外耳道及脑部感染，症状严重者可以致死，死亡率较高。

4. 卡氏肺孢菌　又称肺囊菌，是兼有原虫和酵母菌特点的单细胞真菌，其生活史包括滋养体和包囊两种形态，它亦是机会致病菌，可引起免疫缺陷或免疫抑制患者的卡氏肺孢菌肺炎，也是 AIDS 患者主要的致死原因之一。

【测试题】

(一) 选择题

A_1 型题

1. 鹅口疮是由下列哪一种微生物引起的（　　）
   A. 皮肤癣菌　　B. 白色念珠菌　　C. 热带念珠菌
   D. 新生隐球菌　　E. 毛癣菌
2. 真菌感染率明显上升与下列哪种因素<u>无关</u>（　　）
   A. 抗生素使用不当　　B. 抗癌药物使用增多　　C. 机体免疫力下降
   D. 激素使用增多　　E. 真菌发生耐药变异
3. 下列微生物属于真核细胞型微生物的是（　　）
   A. 细菌　　B. 真菌　　C. 衣原体
   D. 支原体　　E. 螺旋体
4. 黄曲霉毒素与下列哪种肿瘤关系最为密切（　　）
   A. 原发性肺癌　　B. 食管癌　　C. 原发性肝癌
   D. 肠癌　　E. 肾癌
5. 常用墨汁染色法检查的病原体是（　　）
   A. 钩端螺旋体　　B. 白念珠菌　　C. 皮肤丝状菌
   D. 新生隐球菌　　E. 脑膜炎球菌

6. 白念珠菌引起机体感染的主要原因是（　　）

A. 致病力强　　B. 易产生耐药变异　　C. 对抗生素不敏感

D. 机体免疫力下降　　E. 侵入数量多

7. 新生隐球菌的致病物质主要是（　　）

A. 荚膜　　B. 孢子　　C. 假菌丝

D. 细胞壁　　E. 侵袭性酶

8. 培养真菌的最适 pH 值是（　　）

A. 2.0～4.0　　B. 3.0～4.0　　C. 4.0～6.0

D. 5.0～7.0　　E. 6.0～8.0

9. 深部感染的真菌最适生长温度是（　　）

A. 25℃　　B. 28℃　　C. 30℃

D. 33℃　　E. 35℃

10. 培养真菌首选下列哪种培养基（　　）

A. 普通琼脂平板　　B. 半固体培养基　　C. 玻片小培养基

D. 米汤培养基　　E. 沙保弱培养基

11. 多细胞真菌的菌落类型是（　　）

A. 酵母型　　B. 类酵母型　　C. 丝状型

D. 类丝状型　　E. 混合型

B 型题

（12～13 题备选答案）

A. 白假丝酵母菌　　B. 新生隐球菌　　C. 皮肤丝状菌

D. 申克孢子丝菌　　E. 卡氏肺孢菌

12. 可引起浅部、深部组织感染，又是医院感染常见菌的是（　　）

13. 引起皮肤癣症的是（　　）

（14～15 题备选答案）

A. 白假丝酵母菌　　B. 新生隐球菌　　C. 皮肤丝状菌

D. 卡氏肺孢菌　　E. 曲霉菌

14. 生活史有滋养体和包囊两种形态的是（　　）

15. 常引起食物中毒的是（　　）

（二）填空题

1. 真菌按形态和结构分为________和________两种类型。

2. 多细胞真菌结构由________和________构成。

3. 近年来，由于________、________、________广泛使用，导致真菌感染率不断上升。

4. 真菌菌落有 3 种，分别为________、________和________。

5. 皮肤癣菌为多细胞真菌，具有嗜________的特性，人通过________而感染，主要引起皮肤________。

6. 新生隐球菌墨汁负染色后，镜检观察可见菌体外围肥厚________，有时可见________孢子。

7. 卡氏肺孢菌是兼有________和酵母菌特点的单细胞真菌，通过空气传播，可引起卡氏肺孢菌性________。

（三）名词解释

1. 真菌 2. 菌丝

【参考答案】

（一）选择题

1. B 2. E 3. B 4. C 5. D 6. D 7. A 8. C 9. E
10. E 11. C 12. A 13. C 14. D 15. E

（二）填空题

1. 单细胞真菌 多细胞真菌
2. 菌丝 孢子
3. 抗生素 激素 免疫抑制剂
4. 酵母型菌落 酵母样菌落 丝状菌落
5. 角质蛋白 接触 癣症
6. 荚膜 芽生
7. 原虫 肺炎

（三）名词解释

1. 真菌 一类不分根、茎、叶，不含叶绿素，具有典型细胞核和完整细胞器的真核细胞型微生物。

2. 菌丝 孢子长出芽管，芽管逐渐延长呈丝状，称为菌丝。

（郑韵芳）

第二十四章 病毒的基本性状

【重点概要】

（一）病毒的概念

病毒是一类个体微小、结构简单、只含单一核酸（DNA 或 RNA）、必须在活细胞内寄生并以复制方式增殖的非细胞型微生物。病毒性疾病具有传染性强、病死率高、持续感染多见、与肿瘤的发生密切相关等特点。

（二）病毒的基本性状

1. 病毒的大小与形态 病毒个体微小，大小以纳米（nm）为测量单位，不同的病毒大小不一，必须用电子显微镜观察。病毒的形态多种多样，对人及动物致病的病毒多为球形。

2. 病毒的结构与化学组成 病毒的结构简单，无完整的细胞结构。其结构包括基本结构和辅助结构，主要由一种核酸（DNA 或 RNA）与蛋白质组成，有的还有少量脂类与糖类。

（1）病毒的结构：病毒的基本结构由核心和衣壳组成，称核衣壳，又称裸病毒。有些病毒在核衣壳外面还有一层包膜，构成有包膜病毒。核衣壳和包膜病毒都是结构完整的具有传染性的病毒颗粒，统称病毒体。

1）核心：位于病毒的中心，由 RNA 或 DNA 组成，有些病毒的核心还有少量的功能蛋白酶。

2）衣壳：是包围在核心外的蛋白质结构，由一定数量的壳粒组成。不同的病毒其壳粒的数目和排列方式不同，从而形成了不同的病毒衣壳立体构型如二十面体对称型、螺旋对称型和复合对称型。

3）包膜：是病毒在成熟过程中以出芽方式穿过宿主细胞的胞膜或核膜时形成的，在双层膜结构中含有病毒编码的糖蛋白，呈钉状突起，称刺突。

（2）病毒的化学组成：包括核酸、蛋白质、脂类和糖类。

1）核酸：是病毒体的核心结构，存在的形式具有多样性，形状上有线形和环形，构成上有双链和单链，大多数病毒的核酸是完整的，部分病毒的核酸则是分节段的。核酸是病毒遗传信息的物质基础，控制着病毒的形态、复制、遗传变异和感染性等性状。有些病毒核酸在除去衣壳蛋白后，仍具有感染性，可进入易感宿主细胞，并能增殖，称为感染性核酸。

2）蛋白质：病毒蛋白可分为结构蛋白和非结构蛋白。结构蛋白主要构成病毒体的衣壳蛋白和包膜蛋白，其主要功能是：①保护病毒的核酸。②衣壳蛋白可与宿主细胞膜上受体特异性结合，介导病毒穿入细胞。这种特异性结合决定了病毒对宿主细胞的亲嗜性。③具有抗原性，诱导免疫应答的发生。非结构蛋白是由病毒基因组编码，但不参与病毒体构成的病毒蛋白多肽。主要构成病毒体的酶类、特殊功能蛋白，存在于病毒体内或感染的细胞内，与病毒生物合成、转化宿主细胞、抗细胞凋亡等作用有关。非结构蛋白已广泛用作抗病毒药物作用靶点而受到重视，进行非结构蛋白的研究对揭示病毒的致病机制和防治病毒性疾病等方面有着重要意义。

3）脂类和糖类：主要存在于包膜中，脂类来源于宿主细胞，而包膜中的糖蛋白（刺突）是由病毒编码的。

3. 病毒的增殖　病毒只能在易感活细胞内以复制的方式增殖。

（1）增殖方式：借助宿主细胞提供的酶系统、能量、原料等，以复制方式完成。

（2）增殖特点：只感染具有亲嗜性的易感细胞，即严格活细胞内寄生性。易感细胞是细胞表面有特异的受体，能与病毒体表面配体位点特异结合，并能支持病毒完成正常增殖的细胞。

（3）增殖过程：从病毒进入宿主细胞开始，经基因组复制到释放出子代病毒，称为一个复制周期。一个复制周期依次包括吸附、穿入、脱壳、生物合成（核酸复制、蛋白质合成）及装配、成熟和释放等步骤。

（4）增殖结果：病毒完成一个增殖周期，可复制出完整的病毒颗粒，但也可复制出不完整的病毒颗粒。当病毒进入的细胞不能提供病毒复制的必备条件或病毒基因组不完整时，可发生病毒的异常增殖。因病毒基因组不完整或者因某一基因位点改变，不能进行正常增殖，复制不出完整的有感染性的病毒颗粒，此病毒称为缺陷病毒。

4. 病毒的干扰现象　指当两种病毒感染同一细胞时，可发生一种病毒抑制另一种病毒增殖的现象。病毒干扰现象的特点是：①干扰类型的多样性，可发生在异种、同种异型或同株之间；②干扰现象无特异性，干扰与被干扰关系并非固定，具有可变性。病毒干扰现象的意义：①预防接种病毒疫苗时应避免同时使用有干扰作用的两种病毒疫苗，以防止疫苗免疫效果的降低；②患病毒性疾病者应暂停接种病毒疫苗。

5. 病毒的抵抗力　大多数病毒耐冷不耐热，加热60℃ 30分钟，可被灭活，即失去感染性。故病毒标本的保存应尽快低温冷冻，一般放－70℃以下保存。病毒对甘油有耐受力，无包膜病毒对乙醚、氯仿等脂溶剂不敏感，对磺胺类药物、抗生素不敏感。

6. 病毒的变异性

（1）病毒变异的常见类型：基因突变、基因重组与基因整合。

（2）病毒变异的生物学意义包括：①病毒变异可使病毒适应变化的环境或逃避宿主的免疫监视作用而得以生存；②致病基因的突变可影响病毒的致病作用，如流感病毒的变异使人群对新变异株普遍缺乏免疫力，因而容易造成流感流行；③病毒的变异影响着病毒性疾病的诊断和流行情况的监测；④针对病毒的突变，改变药物设计方案以解决病毒的耐药性和病毒性疾病的治疗；⑤病毒的变异株（减毒株）可制备疫苗用于病毒性疾病的预防，但回复性突变可使疫苗免疫效果降低，甚至恢复其毒性。

【测试题】

（一）选择题

A_1 型题

1. 病毒的大小测量单位是（　　）

A. μm　　B. nm　　C. mm
D. cm　　E. m

2. 具有传染性的完整病毒颗粒是（　　）

A. 病毒核酸　　B. 病毒蛋白衣壳　　C. 核衣壳
D. 病毒刺突　　E. 病毒包膜

3. 病毒增殖的方式是（　　）

A. 复制　　B. 二分裂　　C. 断裂
D. 形成孢子　　E. 出芽

4. 制备疫苗时，灭活处理病毒常用的方法是（　　）

A. 乙醚　　B. 甲醛　　C. 60℃ 30 分钟加热
D. 抗生素　　E. 乙醇

5. 保存病毒株常用的温度是（　　）

A. 4℃　　B. 0℃　　C. －70℃
D. 37℃　　E. 56℃

6. 关于病毒的增殖，**错误**的观点是（　　）

A. 有严格寄生性
B. 必须借助宿主细胞酶系统来完成增殖
C. 必须在活细胞内寄生
D. 复制出的病毒都是完整病毒颗粒
E. 释放出的完整病毒又可侵入新的易感细胞

B 型题

（7～8 题备选答案）

A. 核酸　　B. 蛋白质衣壳　　C. 包膜
D. 刺突　　E. 非结构蛋白

7. 病毒遗传信息的物质基础是（　　）
8. 来源于宿主细胞的病毒结构是（　　）

（9～10 题备选答案）

A. 非易感细胞　　B. 基因不完整　　C. 干扰现象
D. 包膜缺失　　E. 非结构蛋白

9. 与病毒顿挫感染有关的是（　　）
10. 与缺陷病毒的形成有关的是（　　）

（二）填空题

1. 病毒的基本结构由________和________组成，称________。
2. 与致病性有关的病毒结构是________和________。

3. 病毒的增殖方式是________，其过程包括________、________、________、________、________及________等步骤。

4. 病毒对抗生素________。

5. 病毒衣壳的作用有________、________和________。

6. 有些病毒去除蛋白衣壳后，裸露核酸仍具有________性，其特点是感染范围________，但感染力________。

（三）名词解释

1. 病毒　　2. 干扰现象

【参考答案】

（一）选择题

1. B　2. C　3. A　4. A　5. C　6. D　7. A　8. C　9. A　10. B

（二）填空题

1. 核心（或单一核酸）　蛋白质衣壳　核衣壳

2. 蛋白质衣壳　刺突

3. 复制　吸附　穿入　脱壳　生物合成　组装成熟　释放

4. 不敏感

5. 保护核酸　介导病毒吸附及穿入宿主细胞　具有免疫原性

6. 感染　广　弱

（三）名词解释

1. 病毒　是一类个体微小、结构简单、只含单一核酸（DNA 或 RNA）型且必须在活细胞内寄生以复制方式增殖的非细胞型微生物。

2. 干扰现象　指当两种病毒感染同一细胞时，可发生一种病毒抑制另一种病毒增殖的现象。

（吴华英）

第二十五章 病毒的感染与免疫

【重点概要】

（一）病毒感染的途径与类型

1. 病毒感染的方式和途径　病毒的感染方式有水平传播和垂直传播

（1）水平传播：是指病毒在人群中不同个体之间的传播，也包括从动物到动物再到人的传播。传播途径包括皮肤、呼吸道、消化道、血液和性接触等。

（2）垂直传播：指病毒经胎盘或产道由亲代传给子代的传播方式。

2. 病毒感染的类型　病毒感染因其种类、毒力和机体免疫力不同，可呈现不同的感染类型。

（1）隐性感染：指病毒侵入机体后不引起明显的临床症状，但病毒可在体内增殖并向外界播散，成为重要的传染源，病毒感染后大多数表现为隐性感染。

（2）显性感染：指病毒侵入机体后在细胞内大量增殖，引起明显的临床症状，又称临床感染。感染可以是局部的，也可以是全身性的。根据发病特点可分为：①急性感染；②持续性感染。后者因病毒侵入的数量、毒力大小、机体免疫状态不同而表现出不同类型的持续性感染状态，如慢性感染、潜伏感染和慢发感染等。

（二）病毒的致病性

病毒在宿主细胞内增殖，可引起受染细胞溶解、形态结构改变、代谢紊乱或细胞内出现包涵体等。包涵体是病毒感染细胞后，在胞质或核内出现的具有特殊染色性的圆形或椭圆形块状结构，是病毒感染细胞的重要标志，具有鉴别作用。病毒的感染还可引起机体免疫病理损伤，出现免疫抑制、免疫细胞损伤、自身免疫性疾病等，甚至引起遗传物质的改变，导致细胞凋亡、先天畸形或肿瘤的发生等。

（三）抗病毒免疫

机体抗病毒免疫由非特异性免疫和特异性免疫两者协同作用来完成。非特异性免疫是机体防御病毒的第一道防线，而机体的特异性免疫是宿主清除病毒感染、防止再次感染的最佳途径。细胞外的病毒以体液免疫为主，细胞内的病毒以细胞免疫、干扰素作用为主。

干扰素是在病毒或干扰素诱导剂作用下，由宿主细胞产生的一组具有高活性、多种功能的糖蛋白。干扰素具有广谱的抗病毒作用，其作用特点为非特异性（抗多种病毒）和间接性（干扰素通过诱导细胞产生抗病毒蛋白而发挥作用）。干扰素还具有免疫调节和抗肿瘤的作用。

第二十六章　病毒感染的检查方法与防治原则

【重点概要】

（一）病毒标本采集与送检的主要原则

根据病毒嗜组织性采集不同部位标本，早期采集，冷藏或置于50%甘油盐水中立即送检，低温保存，无菌操作，防菌污染。

（二）检查方法

病毒感染的实验室诊断方法主要有：

1. 显微镜检查　普通光镜检查主要观察受染细胞的病变及病毒包涵体。电镜检查可直接观察病毒颗粒，如果用带标记物的特异抗体与标本中的病毒抗原结合，再行电镜观察，可提高病毒阳性检出率。

2. 分离培养　根据病毒的亲嗜性选用不同的活细胞培养，其方法有细胞培养、鸡胚培养和动物培养，最常用的是细胞培养。

3. 抗原抗体检测　机体感染病毒后，既可以查病毒抗原，又可以查病毒相应的抗体。以检测抗体为主，检测出特异性IgM，可作为某些病毒感染的早期诊断指标；检测出特异性IgG，可作为曾经感染某病毒的指标。

4. 核酸的检测　检测出病毒的核酸是最直接的病毒感染依据，常用病毒核酸杂交技术或PCR进行病毒核酸的测定。

（三）防治原则

病毒感染目前尚无特效药物治疗，多采用综合方法治疗，一方面选用抑制病毒复制的药物或制剂，另一方面提高机体抗病毒免疫力。近年来，主要针对抑制病毒复制过程或将非结构蛋白酶、病毒基因组作为药物的靶点来设计开发抗病毒药物，如核苷类药物、病毒蛋白酶抑制剂、抗病毒基因治疗、干扰素等。

由于抗病毒药物疗效不尽如人意，因此特异预防尤为重要。一般抗原稳定的病毒，其特异疫苗预防效果好。抗原易变异的病毒，疫苗预防效果较差，则主要通过切断传播途径，避免接触传染源，以减少发病。目前，所用疫苗类型主要有灭活或减毒疫苗、基因工程疫苗、核酸疫苗等。人血清免疫球蛋白可用于被动免疫或紧急预防和治疗。

【测试题】

（一）选择题

A_1 型题

1. 最常用的病毒培养方法是（　　）

A. 血平板培养　　B. 细胞培养　　C. 鸡胚培养

D. 动物接种　　E. 普通肉汤培养

2. 下列病毒标本的采集原则中，**错误**的是（　　）

A. 早期采集

B. 及时送检

C. 标本保温不应低于室温

D. 标本置于50%甘油盐水中

E. 取感染早晚期血清以测定抗体效价变化

3. 为早期诊断病毒感染，应进行下列哪项检查（　　）

A. 特异性 IgM　　B. 特异性 IgG　　C. 组织细胞培养

D. 鸡胚培养　　E. 动物接种

（二）填空题

1. 病毒检查方法，除用显微镜观察外，还可以用________、________和________方法。

2. 病毒标本采集与送检的主要原则有________、________、________、________、________及________等。

3. 目前主要有________、________、________、________等类型疫苗用于预防病毒性感染。

（三）名词解释

1. 组织细胞培养　　2. 聚合酶链反应（PCR）

【参考答案】

（一）选择题

1. B　　2. C　　3. A

（二）填空题

1. 分离培养　病毒抗原抗体检测　病毒核酸检测

2. 依据病毒嗜组织性采集相应部位标本　早期采集　冷藏（或置于50%甘油盐水中）送检　低温保存　无菌操作　防菌污染

3. 灭活疫苗　减毒疫苗　基因工程疫苗　核酸疫苗

（三）名词解释

1. 组织细胞培养　即用离体活组织块或分散的组织细胞在体外进行病毒培养的方法。

2. 聚合酶链反应（PCR）　是一种通过体外基因扩增来检测标本中病毒基因的方法。

（吴华英）

第二十七章　呼吸道病毒

【重点概要】

呼吸道病毒是指由呼吸道侵入，引起呼吸道局部或其他组织器官病变的病毒。它们分别属于不同科属的病毒，具有感染力强、传播快、潜伏期短、起病急等特点。

（一）流行性感冒病毒

1. 生物学性状　流感病毒的形态、结构及作用具有以下主要特点：

（1）形态：有包膜的球形或丝状病毒。

（2）结构：主要包括病毒核酸与蛋白质组成的核衣壳和包膜三部分。

（3）抗原变异与流感流行的关系：核蛋白和 M 蛋白抗原性较稳定，具有型特异性。根据核蛋白抗原和 M 蛋白抗原的不同，将流感病毒分为甲、乙、丙三型。甲型流感病毒根据表面抗原 HA 和 NA 的抗原性不同又分为若干亚型。

在三型流感病毒中，最易发生变异的是甲型流感病毒。甲型流感病毒的 HA 和 NA 易发生变异，其抗原变异有 2 种形式：①抗原漂移，其变异幅度小，属量变，由点突变造成，出现新的变异株；②抗原转换，其变异幅度大，属质变，导致新亚型的出现。

流感病毒抗原容易变异是流感病毒最主要的特征，是造成流感病毒流行的主要原因。抗原从量变到质变，由于人群完全失去免疫力，每次新亚型的出现都会引起流感暴发流行，随后该亚型进入抗原漂移阶段，直至新亚型的出现。

2. 致病性与免疫性　该病毒是引起流感的病原体。病毒经呼吸道传播感染，急性期患者为主要传染源。病毒在局部黏膜细胞内增殖，多不入血，但其毒素样物质入血引起全身中毒反应，而呼吸道局部的卡他症状较轻。

病后以体液免疫为主，尤其是 SIgA（HA 抗体）在预防同型病毒再感染和阻止疾病发生中起重要作用。NA 抗体可抑制病毒释放，阻止病毒扩散。亚型间无交叉免疫。

3. 预防原则　流行性感冒传染性强，多呈季节性流行，以预防为主。接种疫苗有效，但因抗原常变异，故应加强免疫监视，及时发现病毒抗原变异动向，以便尽早选育出合适的疫苗。流行期间尽量避免人群聚集。治疗尚无特效疗法。

（二）麻疹病毒

1. 生物学特点　为单链 RNA、有包膜的球形病毒；膜上含有 2 种刺突即血凝素和 F 蛋白；病毒可使细胞融合成多核巨细胞，在感染细胞核和细胞质中形成嗜酸性包涵体。

2. 致病性与免疫性　其特点如下：

（1）致病特点：病毒经呼吸道传播，引起麻疹；潜伏期至急性期患儿为传染源；病毒

2次入血，在细胞内增殖引起全身皮肤、黏膜、神经系统病变。感染早期，多数患儿口颊内侧黏膜处出现灰白色外绕红晕的柯氏斑（Koplik 斑），可作为早期临床诊断的依据之一。少数可继发细菌或其他病毒感染，极少数可引起慢发感染，导致亚急性硬化性全脑炎。

（2）免疫特点：感染时可引起暂时性免疫抑制；病后可获牢固免疫（以细胞免疫为主），新生儿从母乳中可获得自然被动免疫。

3. 防治　我国于1965年首先研制出麻疹减毒活疫苗并进行预防接种，初次接种在8月龄，1年后及学龄前再强化免疫。对麻疹接触者，用丙种球蛋白或胎盘球蛋白进行紧急预防和治疗，可防止发病或减轻症状。

（三）腮腺炎病毒

该病毒呈球形，有包膜，属RNA病毒，其上有血凝素、神经氨酸酶和融合因子刺突。

腮腺炎病毒主要引起流行性腮腺炎，以一侧或双侧腮腺肿大、疼痛为主要症状，若无合并感染，病程1～2周自愈。有时，该病毒可引起睾丸炎、卵巢炎、病毒性脑炎、获得性耳聋等，是导致不育症和儿童期获得性耳聋的常见原因之一。

病后可获得牢固免疫力。典型病例无需实验室检查即可作出诊断。

及时隔离患者，防止传播。疫苗接种是唯一有效的预防措施，分别在18月龄和12周岁时接种。目前，疫苗有2种，一种是三联疫苗（MMR），另一种是单价减毒活疫苗。

（四）风疹病毒

风疹病毒为球形、有包膜的RNA病毒。风疹病毒只有一个血清型，人是其唯一宿主。

风疹病毒是引起风疹的病原体，儿童是主要易感者。病毒经呼吸道传播，经病毒血症播散全身。主要表现为全身性浅红色斑丘疹。成人感染后症状较重，除出疹外，还可有关节炎、关节疼痛、血小板减少、出疹后脑炎等。病后可获得持久免疫力。

孕妇4个月内感染风疹病毒对胎儿危害最大。病毒可垂直感染胎儿，导致胎儿畸形或先天性风疹综合征，婴儿出生后表现为先天性心脏病、先天性耳聋和白内障等。

接种风疹减毒活疫苗或三联疫苗（MMR）是预防风疹的有效措施。如抗体阴性的孕妇与患者接触，应立即大量注射丙种球蛋白，以紧急预防；同时，应对孕妇进行风疹病毒感染的监测。

（五）冠状病毒

冠状病毒为RNA有包膜的病毒，因包膜上有排列间隔较宽的突起，使整个病毒颗粒外形如冠状或日冕，故名。该病毒主要引起普通感冒，还可以引起人类腹泻和胃肠炎。病后免疫力不强，可引起再感染。

（六）SARS冠状病毒

目前公认该病毒是一种变异的冠状病毒，其传染性比已知冠状病毒强。SARS冠状病毒抵抗力较强，在24℃条件下，痰和粪便中可存活5天，尿中10天，血中15天。但随着温度的升高，病毒活力下降，56℃90分钟或75℃30分钟可杀死病毒。

该病毒主要通过飞沫经空气传播，急性期患者是主要传染源。病毒主要引起以肺部损伤为主的呼吸道急性传染病，WHO命名为严重急性呼吸综合征（SARS），我国2003年4月将其正式列入法定传染病，称为传染性非典型肺炎。

目前，尚无特效药物，以综合治疗为主。

由于人群对 SARS 冠状病毒普遍易感，故预防工作尤为重要，其预防原则是：①采用综合性措施，严格管理传染源，做到五早，即早发现、早报告、早隔离、早诊断和早治疗；②切断传播途径，保持良好的个人习惯和室内空气流通；③保护易感人群，尤是老年人、慢性病患者和医护人员；④做好疾病的监测工作。特异性疫苗尚处于研究试验阶段。

【测试题】

（一）选择题

A_1 型题

1. 下列流行性感冒病毒的生物学特征中，错误的是（　　）
   A. 结构分核衣壳和包膜　　B. 双链 DNA 病毒
   C. 根据核心抗原分型　　D. 包膜刺突容易发生抗原变异
   E. 病后免疫力弱
2. 慢发感染可引起亚急性硬化性全脑炎的病毒是（　　）
   A. 腮腺炎病毒　　B. 风疹病毒　　C. 麻疹病毒
   D. 乙脑病毒　　E. 森林脑炎病毒
3. 流感病毒引起大流行的主要原因是（　　）
   A. 病毒毒力强　　B. 病毒抗原性弱
   C. 人对病毒免疫力降低　　D. 病毒 HA 和 NA 易发生变异
   E. 病毒侵入血流
4. 我国首先研制出的疫苗是（　　）
   A. 麻疹疫苗　　B. 乙肝疫苗　　C. 风疹疫苗
   D. 白百破三联疫苗　　E. 乙脑疫苗
5. 下列微生物中易发生垂直传播导致胎儿畸形的是（　　）
   A. 麻疹病毒　　B. SARS 冠状病毒　　C. 流感病毒
   D. 腮腺炎病毒　　E. 风疹病毒
6. 腮腺炎病毒感染常见的并发症是（　　）
   A. 咽炎　　B. 肺炎　　C. 睾丸炎或卵巢炎
   D. 肝炎　　E. 肾炎
7. 下列关于 SARS 冠状病毒的描述中，错误的是（　　）
   A. 是变异的冠状病毒
   B. 主要通过飞沫经空气传播
   C. 急性期患者是主要传染源
   D. 以肺部损伤为主
   E. 已经找到特效抗 SARS 冠状病毒药物
8. SARS 病毒与哪种病毒变异有关（　　）
   A. 风疹病毒　　B. 冠状病毒　　C. 流感病毒
   D. 乙脑病毒　　E. HIV

B 型题

（9～10 题备选答案）

A. 流感病毒　B. 麻疹病毒　C. 风疹病毒

D. SARS 病毒　E. 肺炎支原体

9. 能导致患儿口颊内侧黏膜处出现柯氏斑（Koplik 斑）的是（　　）

10. 引起传染性非典型肺炎的病原体是（　　）

（二）填空题

1. 流感病毒最主要的生物学特性是________。

2. 流感病毒易引起流感流行与其 ________ 或________ 容易发生变异有关。

3. 流感病毒的核酸类型是________ ，其结构特点是________ ，该特点使病毒在复制中易发生________ 变化。

4. 接触过麻疹患者的易感儿童，紧急预防时可用________ 或________ 。

5. 冠状病毒引起的疾病主要是________ 。

6. WHO 继消灭天花后，又提出在世界范围内消灭________ 和________的目标。

7. MMR 三联疫苗由________ 、________ 和________ 组成。

（三）名词解释

1. 抗原性漂移　2. 抗原性转变

【参考答案】

（一）选择题

1. B　2. C　3. D　4. A　5. E　6. C　7. E　8. B　9. B　10. D

（二）填空题

1. 抗原性变异

2. 血凝素（HA）　神经氨酸酶（NA）

3. RNA　分节段　基因重组

4. 丙种球蛋白　胎盘球蛋白

5. 普通感冒

6. 脊髓灰质炎　麻疹

7. 腮腺炎病毒　麻疹病毒　风疹病毒

（三）名词解释

1. 抗原性漂移　HA 和 NA 氨基酸的变异率小于 1%，属量变，仅引起中小型流行，称抗原性漂移。

2. 抗原性转变　由于基因重组引起的变异，变异幅度大，HA 氨基酸的变异率为 20%～50%，属质变，因人群对新亚型缺乏免疫力而多发生大流行，称抗原性转变。

（吴华英）

第二十八章　肠道病毒

【重点概要】

肠道病毒是指经消化道侵入并引起消化道及其他组织器官病变的一类病毒。

（一）肠道病毒的共同特征

球形，无包膜小型单股正链 RNA 病毒，直径 20～30nm，核衣壳为 20 面对称结构。在易感细胞中增殖，快速导致细胞病变。抵抗力较强，耐酸耐乙醚，在 pH3～9 条件下稳定。对紫外线、干燥敏感，56℃30 分钟可灭活病毒。经粪-口途径传播，多数人感染后为隐性感染，临床症状多样化，感染后对同型病毒有较牢固的免疫作用。

（二）脊髓灰质炎病毒

脊髓灰质炎病毒是脊髓灰质炎的病原体，分为 3 个血清型，型间很少有交叉免疫，我国以Ⅰ型居多。病毒侵犯脊髓前角和脑干的运动神经细胞，引起肢体肌肉弛缓性麻痹，儿童多发，故亦称小儿麻痹症。潜伏期为 3～14 天。该病毒感染后，机体免疫力的强弱显著影响其结局：①大多为隐性感染，患者只出现发热、头痛、乏力、咽痛等非特异性症状，可迅速恢复；②1%～2%的患者可发生非麻痹型脊髓灰质炎或无菌性脑膜炎；③只有 1‰的儿童或 2%的成人可产生严重结局，包括暂时性肢体麻痹、永久弛缓性肢体麻痹；④极少数患者发展成延髓麻痹，导致呼吸、心脏衰竭死亡。病后可获得牢固的型特异性免疫。

脊髓灰质炎用特异性疫苗预防，效果确切、牢固，目前我国以服用 OPV 为主。对象是 5 岁以下儿童。冬春季进行。我国实行的是 2 月龄开始连服 3 次 TOPV，每次间隔 1 个月，4 岁强化一次的免疫程序，以保持持久免疫力。

（三）柯萨奇病毒和埃可病毒

两种病毒的生物学特性与脊髓灰质炎病毒相似。病毒经消化道侵入，在上呼吸道黏膜、肠道淋巴结细胞内增殖，随后入血定位于神经系统、心血管系统、呼吸系统或其他组织，引起多种多样的临床表现。

柯萨奇病毒主要引起疱疹性咽峡炎、手足口病、流行性胸痛、心肌炎、类脊髓灰质炎、普通感冒等。

埃可病毒主要引起病毒性脑膜炎、婴幼儿腹泻、儿童皮疹等。

（四）轮状病毒

轮状病毒呈球形，无包膜，因双层衣壳呈放射状排列，外形呈车轮状，故名。该病毒基因组由 11 个双股 RNA 片段组成。

人类感染轮状病毒常见的是A～C组，A组最常见。主要经粪-口传播，是引起6月龄～2岁婴幼儿严重的急性胃肠炎的主要病原体，主要表现是突然发热、呕吐、腹泻，一般为自限性。但当婴儿严重脱水、治疗不及时或毒株毒力强时，是导致婴儿死亡的主要原因之一。

成年人和年长儿童对A组病毒常呈隐性感染，B组病毒可在成年人和年长儿童中引起暴发流行，主要表现似霍乱样腹泻。

【测试题】

（一）选择题

A_1型题

1. 下列微生物不经消化道传播的是（　　）
   A. 霍乱弧菌　　B. 脊髓灰质炎病毒　　C. 甲型肝炎病毒
   D. 轮状病毒　　E. 乙脑病毒
2. 引起小儿麻痹症的病原体是（　　）
   A. 细菌　　B. 脊髓灰质炎病毒　　C. 风疹病毒
   D. 轮状病毒　　E. 柯萨奇病毒
3. 衣壳呈放射状排列的病毒是（　　）
   A. 冠状病毒　　B. 轮状病毒　　C. 埃可病毒
   D. 柯萨奇病毒　　E. 狂犬病病毒

B型题

（4～5题备选答案）
   A. 风疹病毒　　B. 脊髓灰质炎病毒　　C. 轮状病毒
   D. 柯萨奇病毒　　E. ECHO病毒

4. 导致婴幼儿重症腹泻的主要病原体是（　　）
5. 引起手足口病的病原体是（　　）

（二）填空题

1. A组轮状病毒主要引起幼儿________。B组病毒可引起成人________症状。
2. 脊髓灰质炎病毒经________途径传播，侵犯________细胞，导致________。
3. 肠道病毒的核酸均为________类型，________包膜，对乙醚________。
4. 脊髓灰质炎病毒感染的预防可有________和________两种疫苗。
5. 柯萨奇病毒和埃可病毒均经________途径感染，但很少引起________疾病。

（三）名词解释

肠道病毒

【参考答案】

（一）选择题

1. E　2. B　3. B　4. C　5. D

（二）填空题

1. 急性胃肠炎　似霍乱样腹泻
2. 粪-口　脊髓前角运动神经　肢体肌肉弛缓性麻痹
3. RNA　无　不敏感
4. 脊髓灰质炎减毒活疫苗　灭活脊髓灰质炎疫苗
5. 消化道　肠道

（三）名词解释

肠道病毒　是指经消化道侵入并引起消化道及其他组织器官病变的一类病毒。

（吴华英）

第二十九章 肝炎病毒

【重点概要】

肝炎病毒是引起病毒性肝炎的病原体。目前发现引起人类肝炎的病毒主要有甲型肝炎病毒、乙型肝炎病毒、丙型肝炎病毒、丁型肝炎病毒及戊型肝炎病毒。近年，发现了庚型肝炎病毒和TT病毒等。病毒性肝炎传播极广，严重危害人类健康，已成为主要的社会公共卫生问题。

（一）甲型肝炎病毒（HAV）

1. 主要生物学性状 HAV属小RNA病毒科，呈球形，直径为27nm，20面立体对称，无包膜，基因组为单正链RNA。HAV的抵抗力较强。

2. 致病性与免疫性 该病毒通过粪-口传播，进入机体后最终侵犯肝脏，引起甲型肝炎。其致病机制除病毒的直接作用外，机体的免疫应答在引起肝组织损害中亦起一定的作用。病毒感染机体后，机体产生特异性抗-HAV，对该病毒的再感染有免疫力，甲型肝炎的预后良好。

3. 实验室检查 临床上常用免疫学方法检测HAV特异性抗体。对于感染早期的患者，可用RIA或ELISA法检测血清中的抗-HAV IgM。

4. 预防措施 加强卫生宣教工作和饮食卫生管理，管好粪便，保护水源，注射丙种球蛋白等措施可预防甲型肝炎。目前，我国使用减毒甲肝活疫苗，效果良好。

（二）乙型肝炎病毒（HBV）

1. 主要生物学特性

（1）形态：HBV为DNA病毒，具有大球形颗粒（Dane颗粒）、小球形颗粒及管形颗粒3种形态。Dane颗粒由2层衣壳、DNA和DNA聚合酶构成，是完整的HBV颗粒。

（2）HBV的抗原抗体系统有：HBsAg、抗-HBs；HBeAg、抗-HBe；HBcAg、抗-HBc；preS、抗-preS。

（3）HBV传播方式：主要通过血液传播、母婴传播，亦可经性及密切接触传播，引起乙型肝炎。

（4）致病性：HBV对外界环境的抵抗力较强，传染源主要是患者或无症状HBsAg携带者。病毒在体内增殖，除对肝细胞有直接损害作用外，还可引起机体产生免疫病理损害。慢性肝炎可促进成纤维组织增生，引起肝硬化，少数可发展为肝癌。

2. 实验室检查 目前，主要用血清学方法检测HBsAg、抗-HBs、HBeAg、抗-HBe

及抗-HBc五项（俗称“两对半”）。HBV抗原-抗体的血清学标志与临床关系较为复杂，必须对几项指标综合分析方有助于临床判断。其中“大三阳”是指HBsAg、HBeAg及抗-HBc阳性，提示为急性或慢性乙型肝炎，说明血液传染性强；“小三阳”是指HBsAg、抗-HBe及抗-HBc阳性，提示为急性感染趋向恢复。

3. 预防措施　预防乙型肝炎主要实行严格管理传染源和切断传播途径为主的综合性措施。严格筛选供血员，严格消毒医疗器械、患者的分泌物和排泄物，提倡使用一次性注射器具。接种乙肝疫苗是最有效的预防方法，用高价抗-HBs的人血清免疫球蛋白（HBIg）可作被动免疫预防。

（三）丙型肝炎病毒（HCV）

HCV是一类具有包膜结构的单正链RNA病毒，其感染途径与HBV相似，是输血后慢性肝炎及肝硬化的主要原因之一。

（四）丁型肝炎病毒（HDV）

HDV是一种缺陷病毒，须在HBV或其他嗜肝DNA病毒辅助下才能复制，其感染常导致乙型肝炎感染者的症状加重与恶化。

（五）戊型肝炎病毒（HEV）

HEV通过粪-口传播引起急性戊型肝炎，发病后，患者一般6周好转并痊愈，不发展为慢性肝炎。

（六）庚型肝炎病毒（HGV）**和输血传播病毒**（TTV）

HGV为单正链RNA病毒，常与HBV或HCV合并感染。

TTV无包膜，基因组为单负链环状DNA，主要通过血液或血制品传播，其致病机制尚不明确。

【测试题】

（一）选择题

A_1型题

1. 下列肝炎病毒中，属于DNA病毒的是（　　）
   A. HAV　　B. HBV　　C. HCV
   D. HDV　　E. HEV
2. 关于HAV的致病性与免疫性，下述<u>错误</u>的是（　　）
   A. 粪-口途径传播
   B. 很少转化为慢性
   C. 预后不佳
   D. 可引起散发或暴发流行
   E. 病后产生抗-HAV，对病毒再感染有保护作用
3. 下列可以抗HBV感染的是（　　）
   A. Dane颗粒　　B. 抗-HBs　　C. 抗-HBc
   D. DNA聚合酶　　E. HBcAg

4. 下列病毒中，引起输血后肝炎最常见的是（　　）

A. HAV　　B. HCV　　C. HDV

D. HEV　　E. HGV

5. 属于缺陷病毒的是（　　）

A. HAV　　B. HBV　　C. HCV

D. HDV　　E. HEV

6. 乙型肝炎患者血清中，不易检测的 HBV 抗原成分是（　　）

A. HBsAg　　B. HBeAg　　C. HBcAg

D. preS1　　E. preS2

7. 用于紧急预防乙型肝炎的最佳生物制品为（　　）

A. 乙型肝炎疫苗　　B. 胎盘球蛋白　　C. 丙种球蛋白

D. HBIg　　E. 人血清蛋白

8. HAV 早期感染的重要指标为（　　）

A. 抗-HAV IgG　　B. 抗-HAV IgM　　C. 抗-HAV IgA

D. 抗-HAV IgD　　E. 抗-HAV IgE

9. 下列关于甲型肝炎预防措施中，**错误**的是（　　）

A. 加强卫生宣传教育　　B. 加强饮食卫生管理　　C. 管好粪便

D. 保护水源　　E. 防蚊灭蚊

10. 目前，预防甲型肝炎的疫苗为（　　）

A. 死疫苗　　B. 减毒活疫苗　　C. 亚单位疫苗

D. 基因工程疫苗　　E. 新疫苗

11. 1988 年，我国上海甲型肝炎暴发流行主要是由于（　　）

A. 水源被 HAV 污染　　B. 气候关系　　C. 使用中央空调

D. 食入被污染的毛蚶　　E. 食用野生动物

A_2 型题

12. 血清 HBV 抗原抗体检测结果为：HBsAg（+）、抗-HBs（－）、HBeAg（+）、抗-HBe（－）、抗 HBc IgM（+），该患者为（　　）

A. 无症状 HBV 携带者　　B. 既往感染者

C. 处于急性感染恢复期　　D. 急性感染者

E. 慢性感染者

B 型题

（13～14 题备选答案）

A. HAV　　B. HBV　　C. HCV

D. HDV　　E. HEV

13. 属于缺陷病毒的是（　　）

14. 具有 preS 抗原的病毒是（　　）

（15～17 题备选答案）

A. HBsAg　　B. HBeAg　　C. HBcAg

D. 抗-HBs　　　　　E. 抗-HBc

15. 血清中不易测出的是（　　）

16. 乙型肝炎疫苗刺激机体产生的抗体是（　　）

17. 乙型肝炎疫苗的主要成分是（　　）

（二）填空题

1. 目前发现，引起人类肝炎的病毒主要有________、________、________、________、________，近年还发现了________和________等。

2. HAV 属________病毒科，是________的病原体，形态为________形，基因组为单股正链________。迄今，在全世界各地分离出的 HAV 有________个血清型。

3. 主要经粪-口传播的肝炎病毒有________、________。

4. HBV 的 3 种形态为________、________和________。

5. 目前，预防乙型肝炎所用的基因工程疫苗主要成分是________，接种后诱导机体产生的抗体为________。

6. 乙型肝炎的危害性较大，约________%的乙型肝炎转变为慢性肝炎，部分慢性活动性肝炎可转化为________及________。

7. HBV 抗原抗体检测“大三阳”的 3 个阳性指标是________、________和________；“小三阳”的 3 个阳性指标是________、________和________。

8. HBsAg 阳性可见于________肝炎、________肝炎或________。急性乙型肝炎恢复后，一般在 1～4 个月内 HBsAg 消失，若持续________个月以上则认为向慢性肝炎转化。

9. HCV 引起________肝炎，是引起输血后________及________的主要原因之一。

10. HDV 为单负链环状________病毒，呈________形。该病毒是一种缺陷病毒，必须在________或________病毒辅助下才能复制。

（三）名词解释

1. Dane 颗粒　　2. 缺陷病毒

【参考答案】

（一）选择题

1. B　2. C　3. B　4. B　5. D　6. C　7. D　8. B　9. E
10. B　11. D　12. D　13. D　14. B　15. C　16. D　17. A

（二）填空题

1. HAV　HBV　HCV　HDV　HEV　HGV　TTV

2. 小 RNA　甲型肝炎　球　RNA　1

3. HAV　HEV

4. 大球形　小球形　管形

5. HBsAg　抗-HBs

6. 10　肝硬化　肝癌

7. HBsAg　HBeAg　抗-HBc　HBsAg　抗-HBe　抗-HBc

8. 急性　慢性　无症状携带者　6

9. 丙型　慢性肝炎　肝硬化

10. RNA　球　HBV　其他嗜肝 DNA

（三）名词解释

1. Dane 颗粒　又称为大球形颗粒，是有感染性的完整的 HBV 颗粒。

2. 缺陷病毒　指因病毒基因组不完整或者因某一基因位点改变，不能进行正常增殖，复制不出完整的有感染性的病毒颗粒，此病毒称为缺陷病毒。

（吴华英）

第三十章　虫媒病毒

【重点概要】

（一）虫媒病毒共同特点

虫媒病毒属是一大群具有包膜的单正链 RNA 病毒，它们通过吸血的节肢动物传播。在我国，主要流行的虫媒病毒有乙型脑炎病毒、森林脑炎病毒和登革病毒。

（二）乙型脑炎病毒

乙型脑炎病毒呈球形，表面有脂质包膜，包膜内为二十面体对称的核衣壳蛋白，中心含 RNA。在我国，该病毒主要传播媒介是三带喙库蚊、致乏库蚊和白纹伊蚊。蚊感染病毒后，叮咬猪等家畜，引起家畜感染，感染的家畜成为传染源。带病毒的蚊叮咬易感动物，形成蚊-动物-蚊的不断循环。蚊叮咬易感人则可引起人体感染，导致流行性乙型脑炎。

防蚊灭蚊、消灭传播媒介、切断传播途径是预防乙型脑炎的关键。对 10 岁以下儿童进行乙脑疫苗接种，是预防乙型脑炎的重要环节。

（三）其他虫媒病毒

登革病毒通过伊蚊等传播，引起人体感染后，导致发热、肌肉和关节酸痛、淋巴结肿大、皮肤出血及休克等。森林脑炎病毒通过蜱传播，引起森林脑炎。

【测试题】

（一）选择题

A_1 型题

1. 流行性乙型脑炎的主要传播媒介是（　　）
   A. 蜱　　B. 三带喙库蚊　　C. 螨
   D. 蚤　　E. 虱
2. 乙型脑炎病毒最易流行的季节为（　　）
   A. 春季　　B. 夏季　　C. 秋季
   D. 夏秋季　　E. 秋冬季
3. 流行性乙性脑炎的传染源是（　　）
   A. 幼猪　　B. 三带喙库蚊　　C. 蜱
   D. 螨　　E. 蚤
4. 蚊是乙脑流行环节中的（　　）

A. 传染源　B. 中间宿主　C. 传播媒介和储存宿主
D. 储存宿主　E. 传染源和储存宿主

5. 森林脑炎病毒的传播媒介是（　　）
A. 蚊　B. 蚤　C. 蜱
D. 螨　E. 虱

6. 预防森林脑炎的关键措施是（　　）
A. 防蚊灭蚊　B. 防蜱灭蜱
C. 注意个人卫生，防止虱蚤滋生　D. 防鼠灭鼠
E. 接种疫苗

7. 下列尚无特异性预防疫苗的疾病是（　　）
A. 乙型肝炎　B. 流行性乙型脑炎　C. 登革热
D. 森林脑炎　E. 脊髓灰质炎

8. 关于登革病毒，下述<u>错误</u>的是（　　）
A. 多发生于热带和亚热带地区　B. 通过蚊传播
C. 通过螨传播　D. 可引起登革热
E. 可引起登革热-休克综合征

B 型题

（9～10 题备选答案）
A. 乙型脑炎病毒　B. 登革病毒　C. 森林脑炎病毒
D. 单纯疱疹病毒　E. 巨细胞病毒

9. 通过蚊传播，感染后造成脑实质及脑膜病变的病毒是（　　）

10. 通过蚊传播，感染后引起机体发热、肌肉及关节酸痛、皮肤出血及休克的病毒是（　　）

（二）填空题

1. 虫媒病毒属是一大群具有________的单正链________病毒，通过吸血的________传播。在我国，主要流行的虫媒病毒有________、________和________。

2. 乙型脑炎病毒是________的病原体，其引起的疾病多发生于________季，该病临床表现轻重不一，病死率________，幸存者可留下________后遗症。

3. ________，消灭________，切断________途径是预防乙型脑炎的关键。在易感人群中进行________接种，是预防乙型脑炎流行的重要环节。

4. 登革热是一种由________病毒引起，通过________传播的急性传染病。

5. 森林脑炎是由________病毒引起的一种中枢神经系统的急性传染病，易感人群进入林区被________叮咬而感染。

（三）名词解释

虫媒病毒

【参考答案】

（一）选择题

1. B　2. D　3. A　4. C　5. C　6. B　7. C　8. C　9. A

10. B

(二) 填空题

1. 包膜 RNA 节肢动物 乙型脑炎病毒 登革病毒 森林脑炎病毒
2. 乙型脑炎 夏秋 高 神经
3. 防蚊灭蚊 传播媒介 传播 乙脑疫苗
4. 登革 蚊
5. 森林脑炎 蜱

(三) 名词解释

虫媒病毒 是一大群具有包膜的单正链 RNA 病毒，它们通过吸血的节肢动物传播。在我国，主要流行的虫媒病毒有乙型脑炎病毒、森林脑炎病毒和登革病毒。

(袁德凯)

第三十一章 疱疹病毒

【重点概要】

（一）疱疹病毒

疱疹病毒是一群中等大小、有包膜的 DNA 病毒。现已发现的疱疹病毒有 110 余种。疱疹病毒的主要特征有：①病毒呈球形，基因组为线性双链 DNA，包膜表面具有由糖蛋白组成的刺突。②除 EBV 外，人疱疹病毒能在人二倍体细胞核内复制，产生细胞病变，形成嗜酸性包涵体。病毒通过细胞间桥扩散，使感染细胞与邻近未感染细胞融合形成多核巨细胞。③病毒感染宿主细胞可表现为增殖性感染和潜伏感染。

（二）单纯疱疹病毒（HSV）

HSV 包括 HSV-1 和 HSV-2 两个血清型。其在人群中感染非常普遍，患者和病毒携带者是传染源。HSV-1 主要通过直接密切接触与间接接触传播，亦可经飞沫传播。HSV-2 主要通过性接触传播。HSV 可引起原发感染、潜伏感染与再发感染，亦可引起先天性及新生儿感染。

（三）水痘-带状疱疹病毒（VZV）

VZV 只有一个血清型，人是其唯一自然宿主，皮肤是该病毒的主要靶器官。VZV 经呼吸道侵入人体，无免疫力的儿童初次感染后，约经 2 周出现水痘。带状疱疹仅发生于有水痘病史的人，一般成人和老人多发。由于疱疹沿感觉神经支配的皮肤分布，串联成带状，故称为带状疱疹。

（四）EB 病毒（EBV）

EBV 在人群中感染非常普遍，该病毒主要通过唾液传播，偶可通过输血传染。与 EBV 感染有关的疾病有传染性单核细胞增多症、非洲儿童恶性淋巴瘤、鼻咽癌。

（五）巨细胞病毒（CMV）

CMV 常潜伏于唾液腺、乳腺、肾、白细胞或其他腺体中，病毒可长期或间歇地自唾液、乳汁、尿液、精液或宫颈分泌物中排出，通过口腔、产道、胎盘、哺乳、输血、器官或骨髓移植等多途径传播，引起先天性感染、围生期感染、输血感染、机体免疫功能低下的患者感染等。

【测试题】

（一）选择题

A_1 型题

1. 唇疱疹经常复发，在潜伏期疱疹病毒存在的部位是（　　）
   A. 复发的部位　B. 三叉神经节
   C. 骶神经节　D. 局部淋巴结
   E. 口腔黏膜毛细血管内皮细胞
2. 妊娠期感染最易引起畸胎的病毒是（　　）
   A. 流感病毒　B. 巨细胞病毒　C. 脊髓灰质炎病毒
   D. 轮状病毒　E. 甲型肝炎病毒
3. HSV-1 主要潜伏的部位是（　　）
   A. 局部淋巴结　B. 口唇皮肤　C. 三叉神经节
   D. 骶神经节　E. 上述均不是
4. 带状疱疹病毒潜伏感染与下列原发感染有关的是（　　）
   A. 麻疹　B. 单纯疱疹　C. 水痘
   D. EBV 感染　E. 流行性感冒
5. 下列与鼻咽癌有关的病毒是（　　）
   A. EBV　B. 鼻病毒　C. VZV
   D. HSV　E. CMV
6. 与 Burkitt 淋巴瘤有关的病毒是（　　）
   A. HSV-1　B. HSV-2　C. VZV
   D. CMV　E. EBV
7. 疱疹病毒**不包括**（　　）
   A. HSV　B. VZV　C. EBV
   D. CMV　E. HIV
8. 巨细胞病毒可引起（　　）
   A. 带状疱疹　B. 唇疱疹　C. 病毒性脑炎
   D. 先天性畸形　E. 恶性淋巴瘤
9. CMV 可通过多种途径传播，但下列哪种应**除外**（　　）
   A. 呼吸道传播　B. 胎盘传播　C. 产道传播
   D. 接触传播　E. 输血传播
10. 能导致胎儿先天畸形的病毒有（　　）
    A. 风疹病毒、巨细胞病毒、单纯疱疹病毒
    B. 风疹病毒、流感病毒、腮腺炎病毒
    C. 风疹病毒、乙脑病毒、麻疹病毒
    D. 巨细胞病毒、腺病毒、乙型肝炎病毒
    E. 巨细胞病毒、鼻病毒、腮腺炎病毒
11. 关于 HSV 的致病性，下列**错误**的是（　　）

A. 传染源为患者和健康带病毒者　　B. 主要经飞沫传播
C. 病毒长期潜伏于宿主体内　　D. 病毒潜伏于神经节的神经细胞中
E. HSV-2 主要引起生殖器疱疹

B 型题

（12～15 题备选答案）

A. HSV-1　　B. HSV-2　　C. VZV
D. CMV　　E. EBV

12. 引起生殖器疱疹的是（　　）
13. 与鼻咽癌有关的是（　　）
14. 可引起水痘-带状疱疹的是（　　）
15. 可引起输血后肝炎的是（　　）

（16～17 题备选答案）

A. 先天性畸形　　B. 子宫颈癌　　C. Kaposi 肉瘤
D. 白血病　　E. Burkitt 淋巴瘤

16. EBV 可引起（　　）
17. HSV 可引起（　　）

（二）填空题

1. 与人类感染有关的疱疹病毒主要有________、________、________和________。

2. 疱疹病毒呈________形，核酸为________，最外层有________，其表面是由________组成的刺突。

3. 疱疹病毒感染宿主可表现为________感染和________感染。

4. 单纯疱疹病毒分为________和________两个血清型，前者主要引起________，后者主要引起________。

5. 单纯疱疹病毒感染非常普遍，________和________是传染源。

6. HSV-1 主要通过________与________途径传播，亦可经________传播。

7. 由于水痘-带状疱疹病毒在儿童初次感染时引起________，潜伏多年后在成人或老年人中复发表现为________，故称之为水痘-带状疱疹病毒。

8. 水痘-带状疱疹病毒唯一的自然宿主是________，________是病毒的主要靶细胞。病毒经________侵入人体。

9. EB 病毒主要通过________传播，偶尔可通过________传染。

10. 巨细胞病毒可引起________感染、________感染、________感染、________感染等。

（三）名词解释

疱疹病毒

【参考答案】

（一）选择题

1. B　2. B　3. C　4. C　5. A　6. E　7. E　8. D　9. A
10. A　11. B　12. B　13. E　14. C　15. D　16. E　17. A

（二）填空题

1. HSV　EBV　CMV　VZV
2. 球　DNA　包膜　糖蛋白
3. 增殖性　潜伏性
4. HSV-1　HSV-2　牙龈、咽颊部黏膜疱疹　生殖器疱疹
5. 患者　健康带病毒者
6. 直接密切接触　间接接触　飞沫
7. 水痘　带状疱疹
8. 人　皮肤　呼吸道
9. 唾液　输血
10. 先天性　围生期　接触　输血

（三）名词解释

疱疹病毒　是一群中等大小，有包膜的DNA病毒。现已发现的疱疹病毒有110余种。

（袁德凯）

第三十二章　反转录病毒

【重点概要】

（一）生物学性状

1. 反转录病毒科是一组含反转录酶的 RNA 病毒。根据其致病特点，可分为 3 个亚科：RNA 肿瘤病毒亚科、慢病毒亚科和泡沫病毒亚科。HIV 属于慢病毒亚科。

2. HIV 呈球形，基因组为两条单股正链 RNA，含反转录酶。该病毒对 $CD4^+$ T 细胞和巨噬细胞具有亲嗜性。恒河猴及黑猩猩可作为其感染的动物模型，但感染过程与产生的症状与人类不同。

（二）致病性与免疫性

HIV 的传染源是 AIDS 患者及 HIV 无症状携带者，主要传播方式有 3 种：①性传播；②血液传播；③母婴传播。HIV 感染机体后，主要侵犯 $CD4^+$ T 细胞，导致机体免疫功能低下，因而诱发机会感染，部分患者还可并发 Kaposi 肉瘤和恶性淋巴瘤。病毒亦可播散到全身，侵犯中枢神经系统、肺、肠及其他器官而致病。

（三）微生物学检查

常用 ELISA 检测患者血清中的抗-HIV，以对 AIDS 作出诊断。如 ELISA 初筛结果为抗-HIV 阳性，再用免疫印迹试验检测针对 HIV 不同蛋白结构的抗体作为确诊试验。

（四）防治原则

预防 AIDS 必须采取下列有效措施：①加强卫生宣传教育，认识 AIDS 的传播方式及其严重危害性；②杜绝吸毒、性滥交，阻断母婴传播；③建立 HIV 监测机构，加强国境检疫；④加强对血制品的 HIV 检测与管理，严格筛选献血员；⑤严格消毒医疗器械，推行一次性注射器，防止医源性感染。

【测试题】

（一）选择题

A_1 型题

1. HIV 的结构蛋白中，构成包膜表面刺突的是（　　）

A. gp120　　B. p19　　C. p7

D. p14　　E. p24

2. AIDS 的病原体是（　　）

A. HIV　　B. HBV　　C. HSV
D. HTLV-1　　E. HTLV-2

3. HIV 主要侵犯的细胞是（　　）
A. T 淋巴细胞　　B. 肥大细胞　　C. 星形细胞
D. B 淋巴细胞　　E. NK 细胞

4. HIV 的传播方式<u>**不包括**</u>（　　）
A. 输血传播　　B. 性接触传播　　C. 使用生物制品
D. 垂直传播　　E. 食品、餐具传播

5. 以下措施对预防 HIV 感染<u>**无作用**</u>的是（　　）
A. 加强血制品管理，防止血液或血制品传播
B. 使用一次性无菌注射器
C. 禁止性滥交
D. 杜绝吸毒，加强检疫
E. 定期注射丙种球蛋白或胎盘球蛋白

6. 与 HIV 感染特点<u>**不相符**</u>的是（　　）
A. 潜伏期长　　B. 可垂直传给胎儿
C. 免疫严重受损　　D. 性传播
E. 常因外源性感染而致死

7. 下述 HIV 的致病特点，<u>**错误**</u>的是（　　）
A. HIV 主要侵犯 $CD4^+$ T 细胞
B. 单核-巨噬细胞亦可被 HIV 感染
C. HIV 亦可侵犯中枢神经系统
D. HIV 感染可导致细胞免疫功能低下
E. HIV 感染不影响体液免疫

B 型题

（8～10 题备选答案）
A. HAV　　B. HBV　　C. HDV
D. HIV　　E. HTLV

8. 属于反转录病毒科慢病毒亚科的是（　　）
9. 主要经粪-口传播的是（　　）
10. 引起获得性免疫缺陷综合征的是（　　）

（二）填空题

1. 反转录病毒科是一组含有________酶的________（核酸）病毒，根据其致病特点可分为________个亚科。

2. HIV 是________的病原体，主要包括________和________两型。

3. HIV 呈________形，病毒体外层是________构成的包膜，其中嵌有________和________两种病毒特异性的糖蛋白。

4. AIDS 的传染源是________和________，主要传播方式有________、________和________。

5. HIV 感染机体后，导致抗感染能力显著下降，因而诱发________感染，部分患者

还可并发________和________等。

6. HTLV 呈________形，最外层为________，其表面具有刺突，刺突含有病毒特异性________。

（三）名词解释

1. AIDS　　2. 反转录病毒

【参考答案】

（一）选择题

1. A　2. A　3. A　4. E　5. E　6. E　7. E　8. D　9. A　10. D

（二）填空题

1. 反转录　RNA　3
2. AIDS　HIV-1　HIV-2
3. 球　脂蛋白　gp120　gp41
4. 患者　HIV 无症状携带者　性传播　血液传播　垂直传播
5. 机会　Kaposi 肉瘤　恶性淋巴瘤
6. 球　包膜　糖蛋白

（三）名词解释

1. AIDS　全称是获得性免疫缺陷综合征。它是由艾滋病病毒即人类免疫缺陷病毒（HIV）引起的一种病死率极高的恶性传染病。

2. 反转录病毒　是一组含反转录酶的 RNA 病毒。根据其致病特点，可分为 3 个亚科：RNA 肿瘤病毒亚科、慢病毒亚科和泡沫病毒亚科。

（袁德凯）

第三十三章　其他病毒及朊粒

【重点概要】

（一）出血热病毒

1. 汉坦病毒是肾病综合征出血热的病原体，该病毒呈圆形、卵圆形或多形态性，基因组为单链 RNA。汉坦病毒随鼠粪、尿、唾液排出污染环境，人或动物通过呼吸道、消化道或破损皮肤接触等方式感染。机体感染后出现以发热、出血、肾脏损害和免疫功能紊乱等为突出表现的肾病综合征出血热。

2. 克里米亚-刚果出血热病毒通过蜱传播而引起感染，导致机体出现发热、全身疼痛、中毒症状及出血。

（二）狂犬病病毒

1. 狂犬病病毒的形态似子弹状，基因组为单负链 RNA。该病毒在易感动物或人的中枢神经细胞（主要为大脑海马回锥体细胞）中增殖，并在胞质中形成嗜酸性包涵体，称内基小体，在诊断上有重要意义。

2. 狂犬病病毒的传染源主要为患病动物，人被咬伤后，动物唾液中的病毒通过伤口进入机体，并随感觉神经纤维上行至中枢神经系统，在神经系统增殖并引起中枢神经系统损伤，导致狂犬病。狂犬病病死率高，几乎为 100%。

3. 预防狂犬病的主要措施是捕杀病犬、野犬，加强家犬管理。对高危人群应接种狂犬病病毒疫苗。人被动物咬伤后，应及时处理伤口，并及早接种狂犬病病毒疫苗。

（三）人乳头瘤病毒（HPV）

HPV 主要通过直接接触感染者的病损部位或间接接触被病毒污染的物品而传播，引起皮肤黏膜上皮细胞病变，导致上皮增殖形成乳头状瘤（亦称为疣）。

（四）朊粒（prion）

朊粒又称传染性蛋白粒子，是一种蛋白质传染因子。此传染因子在人和动物中引起以海绵状脑病为特征的致死性中枢神经系统的慢性退化疾病。

【测试题】

（一）选择题

A_1 型题

1. 肾病综合征出血热由下列哪种微生物引起（ ）

A. 乙型溶血性链球菌 B. 衣原体 C. 支原体
D. 汉坦病毒 E. 人乳头瘤病毒

2. 下述汉坦病毒引起的临床表现，<u>**错误**</u>的是（ ）

A. 发热 B. 出血 C. 肾脏损害
D. 免疫功能紊乱 E. 皮肤黏膜损害

3. 预防肾病综合征出血热的关键是（ ）

A. 防蚊灭蚊 B. 防鼠灭鼠 C. 防蝇灭蝇
D. 捕杀病犬 E. 以上均是

4. 克里米亚-刚果出血热病毒的传播媒介是（ ）

A. 蚊 B. 鼠 C. 蚤
D. 蜱 E. 虱

5. HPV 对下列哪种组织细胞有高度亲嗜性（ ）

A. 肝细胞 B. 肾细胞
C. 肺细胞 D. 皮肤黏膜上皮细胞
E. 脑组织海马回锥体细胞

6. 以下哪项<u>**不是**</u> HPV 的传播途径（ ）

A. 直接接触感染者的病损部位 B. 间接接触被病毒污染的物品
C. 性传播 D. 通过产道时传播
E. 呼吸道传播

7. 尖锐湿疣主要由下列哪型人乳头瘤病毒引起（ ）

A. HPV-1、4 型 B. HPV-3、10 型 C. HPV-6、11 型
D. HPV-5、8 型 E. HPV-16、18 型

8. 引起扁平疣的病原体是（ ）

A. HPV-1、4 型 B. HPV-3、10 型 C. HPV-7 型
D. HPV-6、11 型 E. HPV-1、5、9 型

9. 关于狂犬病病毒，以下<u>**错误**</u>的是（ ）

A. 可通过虫媒传播
B. 在中枢神经细胞质中形成内基小体
C. 病毒沿感觉神经末梢扩散到脑干
D. 沿传出神经传至唾液腺及其他组织
E. 抵抗力不强，56℃ 30 分钟即被杀灭

10. 下列可以通过神经传播的病毒是（ ）

A. 巨细胞病毒 B. EB 病毒 C. 流感病毒
D. 人类免疫缺陷病毒 E. 狂犬病病毒

11. 能引起“恐水症”的病原体是（ ）

A. 狂犬病病毒 B. 乙脑病毒 C. 汉坦病毒
D. 登革病毒 E. 朊粒

12. 被狂犬咬伤后，用高价抗狂犬病病毒血清于伤口作浸润性注射，其目的是（　　）

A. 刺激局部产生 SIgA

B. 中和伤口狂犬病病毒

C. 刺激机体产生抗体，以起到免疫保护作用

D. 刺激机体产生细胞免疫

E. 诱导机体产生干扰素

13. 预防狂犬病的主要措施**不包括**（　　）

A. 捕杀病犬　　B. 捕杀野犬

C. 加强家犬管理　　D. 对家犬注射犬用狂犬疫苗

E. 所有人群接种疫苗

（二）填空题

1. 1978 年，从韩国汉坦河附近________疫区捕获的黑线姬鼠肺组织中分离出了________病毒。

2. 汉坦病毒随________粪、尿、唾液排出污染环境，人或动物经________、________或________等方式感染。

3. 克里米亚-刚果出血热病毒是________的病原体，________是传播媒介，人被带病毒的________叮咬而感染。

4. HPV 对________和________上皮细胞有高度的亲嗜性。

（三）名词解释

1. 内基小体　　2. 朊粒

【参考答案】

（一）选择题

1. D　2. E　3. B　4. D　5. D　6. E　7. C　8. B　9. A
10. E　11. A　12. B　13. E

（二）填空题

1. 流行性出血热　汉坦

2. 鼠　呼吸道　消化道　破损皮肤

3. 新疆出血热　硬蜱　硬蜱

4. 皮肤　黏膜

（三）名词解释

1. 内基小体　是指狂犬病毒在易感动物或人的中枢神经细胞（主要为大脑海马回锥体细胞）中增殖，并在胞质中形成嗜酸性包涵体，称内基小体。

2. 朊粒　又称传染性蛋白粒子，是一种蛋白质传染因子。此传染因子在人和动物中引起以海绵状脑病为特征的致死性中枢神经系统的慢性退化疾病。

（袁德凯）

第三篇

人体寄生虫学

第三十四章　医学寄生虫概述

【重点概要】

医学寄生虫概述见表 34-1。

表 34-1　医学寄生虫概述

名　　称	关键词或知识点	意　　义
寄生虫	受益的一方生物	病原
宿主	受害的一方生物	感染者(人)、传染源
终宿主	成虫阶段或有性生殖阶段所寄生的宿主	传染源
中间宿主	幼虫阶段或无性生殖阶段所寄生的宿主	感染虫期(阶段)、流行
保虫宿主	人体寄生虫传染来源的受染脊椎动物	传染源
转续宿主	含有滞育状态寄生虫幼虫的非适宜宿主	传染源、致病(幼虫移行症)
生活史	寄生虫生长发育全过程：	
	感染阶段	预防、流行病学
	感染途径	预防、流行病学
	体内移行	致病
	寄生部位	致病、诊断与治疗
	排出途径	标本采集、实验诊断
寄生虫对人体损害	夺取营养、机械性损伤、毒性与免疫损伤	致病机制
寄生虫病	人与人之间传播、人和动物之间传播(人兽共患)	流行、防治
抗寄生虫免疫	固有性免疫、适应性免疫	抗感染、超敏反应
实验室诊断	病原检查、免疫检查、分子生物学检查	寄生虫病诊断
流行环节	传染源、传播途径、易感人群	流行与防治
流行因素	自然因素、生物因素、社会因素	流行与防治
流行特点	区域性、季节性、自然疫源性	流行与防治

医学蠕虫生活史：蠕虫生活史包括多个发育阶段，并需不同的外界环境条件。根据寄生虫完成生活史是否需要中间宿主，可将蠕虫分为土源性蠕虫和生物源性蠕虫，前者不需要中间宿主，后者则必须有中间宿主才能完成生活史。

医学原虫生活史：医学原虫的生活史是指虫体从一个宿主传播至另一个宿主的全过程，也是原虫所致疾病的传播过程，它包括了原虫的生长、发育和繁殖等各个阶段。据原虫传播方式及完成生活史所需宿主不同，可分为人际传播型、循环传播型和虫媒传播型。

当前，寄生虫病流行的主要现状、特点为：①生活水平与“富贵病”；②社会发展与食源性寄生虫病；③药物、器官移植、感染与机会寄生虫病；④多年来的防治与常见寄生虫病；⑤生活理念、方式与性源性、宠物源性、旅游源性寄生虫病；⑥动物与人兽（畜）共患寄生虫病。此外，由于艾滋病病毒感染蔓延及免疫抑制剂大量使用等原因，使寄生虫病发生与流行出现新的变化，而且还有可能形成新格局。

寄生虫病实验诊断（尤其是病原学诊断）仍然依托传统的形态学方法（虫卵检查、幼虫检查、成虫检查）诊断。其发展历程主要经历了形态学方法、免疫学方法和分子生物学方法 3 个阶段。准确特异的诊断制剂、不断更新的抗寄生虫药物和对耐药性产生机制的认识以及研制出有效的抗寄生虫病疫苗，都是控制寄生虫病危害和提高预防效果的重要保证。

联合国开发计划署、世界银行和世界卫生组织联合倡议的热带病规划，2000 年以后要求防治的 8 类 10 种主要热带病中，除麻风病、登革热和结核病外，其余 5 种 7 类均是寄生虫病。它们是疟疾、血吸虫病、淋巴丝虫病、盘尾丝虫病、利什曼病、非洲锥虫病和恰加斯病。

世界卫生组织等提出要求防治的疾病，有 4 类寄生虫病（疟疾、血吸虫病、丝虫病和利什曼病）在我国流行。新中国成立后，寄生虫病流行仍猖獗，危害人民健康及生命，严重影响工农业生产。1950 年，国务院下达的《全国农业发展纲要》中提出要限期消灭疟疾、血吸虫病、丝虫病、利什曼病和钩虫病（5 大寄生虫病），由于政府重视、群众的支持以及专业人员的积极工作，在 40 年间，上述重要寄生虫病的流行范围缩小，受威胁人口及患病人数明显减少，防治成果举世瞩目。但当前我国寄生虫病疫情尚不稳定，要巩固成效、全面控制传播是一项艰巨而又长期的任务。

【测试题】

（一）选择题

A_1 型题

1. 寄生虫的幼虫或无性生殖阶段寄生的宿主称为（　　）
   A. 终宿主　　B. 中间宿主　　C. 保虫宿主
   D. 隐性感染　　E. 带虫者
2. 寄生虫的成虫或有性生殖阶段寄生的宿主称（　　）
   A. 终宿主　　B. 中间宿主　　C. 转续宿主
   D. 储存宿主　　E. 保虫宿主
3. 可作为人兽共患寄生虫病传染来源的畜、兽称寄生虫的（　　）
   A. 终宿主　　B. 中间宿主　　C. 保虫宿主
   D. 转续宿主　　E. 传播媒介
4. 生活史类型（直接型、间接型）的划分标准是（　　）
   A. 是否需要中间宿主　　B. 是否需要终宿主
   C. 是否需要保虫宿主　　D. 是否需要转续宿主
   E. 是否需要保虫宿主和终宿主
5. 人体寄生虫病传染源包括（　　）
   A. 患者和带虫者　　B. 医学节肢动物

C. 所有野生动物 D. 所有家畜

E. 患者、带虫者、保虫宿主

6. 机会致病寄生虫是（ ）

A. 免疫功能正常时易感染的寄生虫 B. 免疫功能低下时致病的寄生虫

C. 偶然寄生虫 D. 体外寄生虫

E. 暂时性寄生虫

7. 在人体，寄生虫能长期生存，但无临床表现，此人称为（ ）

A. 急性患者 B. 慢性患者 C. 带虫者

D. 健康者 E. 亚急性期患者

8. 宿主对寄生虫的主要作用是（ ）

A. 吞噬细胞的作用 B. 补体的作用 C. 特异性免疫反应

D. 抗体的中和作用 E. 皮肤的屏障作用

A_2 型题

9. 钱某，因吃生鱼片，感染了肝吸虫，你认为感染者是（ ）

A. 终宿主 B. 中间宿主 C. 保虫宿主

D. 转续宿主 E. 以上均不是

10. 赵某，因食猪肉馅饺子，经诊断为旋毛虫感染，且成虫寄生于宿主小肠，幼虫寄生于宿主肌肉，你认为感染者是（ ）

A. 终宿主 B. 中间宿主 C. 保虫宿主

D. 转续宿主 E. 终宿主＋中间宿主

11. 在自然界中，感染曼氏迭宫绦虫裂头蚴的蛙被非适宜宿主蛇、鸟等食入，裂头蚴在其体内存活而不发育，蛇、鸟是（ ）

A. 终宿主 B. 中间宿主 C. 保虫宿主

D. 转续宿主 E. 以上均不是

B 型题

（12～14 题备选答案）

A. 双方均有害的生活

B. 双方彼此受益的生活

C. 一方受益，另一方不受益也不受害的生活

D. 一方受益，另一方受害的生活

E. 相互不影响的生活

12. 共栖生活（ ）

13. 共生生活（ ）

14. 寄生生活（ ）

（15～16 题备选答案）

A. 猪囊尾蚴压迫脑组织引起癫痫

B. 蛔虫进入胆道造成胆管堵塞

C. 并殖吸虫童虫移行引起肝脏损伤

D. 蛔虫引起的营养不良

E. 血吸虫引起虫卵肉芽肿导致的肝、肠病变

15. 属于夺取营养的是（　　）
16. 属于毒性与免疫损伤的是（　　）
（17～20 题备选答案）

A. 血吸虫尾蚴引起的尾蚴性皮炎　　B. 疟原虫引起的贫血
C. 疟疾引起的肾小球肾炎　　D. 血吸虫虫卵肉芽肿形成
E. 蛔虫引起的肠梗阻

17. 属于Ⅰ型超敏反应的是（　　）
18. 属于Ⅱ型超敏反应的是（　　）
19. 属于Ⅲ型超敏反应的是（　　）
20. 属于Ⅳ型超敏反应的是（　　）

（二）填空题

1. 联合国开发计划署等组织要求防治的 10 类热带病中，有 7 类是寄生虫病，即________、________、________、________、________、________和________。我国的 5 大寄生虫病为________、________、________、________和________。

2. 两种生物生活在一起，其中一种生物从中获利、生存，这种生物被称为________，受害、被寄生的另一方则称为________。

3. 寄生虫对宿主的作用包括________、________、________。

4. 根据生物与生物间利害关系的不同，共生可分为________、________、________。

5. 寄生虫的传播途径包括________、________、________、________和________。

6. 寄生虫病流行的 3 个基本环节是________、________、________；影响寄生虫病流行的因素是________、________、________；寄生虫病流行特点具有________、________、________。

7. 医学寄生虫由________、________、________三部分组成。

（三）名词解释

1. 生活史
2. 感染阶段
3. 保虫宿主
4. 转续宿主
5. 异位寄生
6. 带虫者
7. 人兽共患寄生虫病
8. 伴随免疫
9. 带虫免疫

【参考答案】

（一）选择题

1. B　2. A　3. C　4. A　5. E　6. B　7. C　8. C　9. A
10. E　11. D　12. C　13. B　14. D　15. D　16. E　17. A　18. B
19. C　20. D

（二）填空题

1. 疟疾　血吸虫病　淋巴丝虫病　盘尾丝虫病　利什曼病　非洲锥虫病　恰加斯病
血吸虫病　疟疾　丝虫病　黑热病　钩虫病

2. 寄生虫 宿主

3. 夺取营养 机械性损伤 毒性与免疫损伤

4. 共栖 互利共生 寄生

5. 经口传播 经皮肤传播 经媒介昆虫传播 经接触传播 经胎盘传播

6. 传染源 传播途径 易感人群 自然因素 生物因素 社会因素 地方性 季节性 自然疫源性

7. 医学蠕虫 医学原虫 医学节肢动物

（三）名词解释

1. 生活史 是指寄生虫完成一代生长、发育和繁殖的全过程及其所需的外界环境条件。

2. 感染阶段 寄生虫生活史中具有感染人体能力的发育阶段。

3. 保虫宿主 可作为人体寄生虫病传染来源的受染脊椎动物。

4. 转续宿主 含有滞育状态寄生虫幼虫的非适宜宿主。

5. 异位寄生 寄生虫在常见寄生部位外的器官或组织内寄生。

6. 带虫者 人体感染寄生虫后，若没有明显的临床表现，但病原体还存在，这些感染者能传播病原体，称带虫者。

7. 人兽共患寄生虫病 有些寄生虫除了寄生人体外，还可在其他脊椎动物体内寄生，对人类造成威胁。这类脊椎动物和人之间自然传播的寄生虫病称为人兽共患寄生虫病。

8. 伴随免疫 宿主感染血吸虫后产生的免疫力对体内活的成虫无明显杀伤效应，但可杀伤再次侵袭的童虫，这种免疫状态称伴随免疫。

9. 带虫免疫 当体内有活虫寄生时，宿主对同种寄生虫的再感染具有一定的免疫力，若活虫消失，免疫力也随之消失，这种免疫现象称带虫免疫。

（许正敏）

第三十五章　消化道蠕虫

【重点概要】

（一）似蚓蛔线虫

1. 形态　成虫：呈长圆柱状，形似蚯蚓，头端较钝，尾端较尖；体表有细横纹和 2 条白色的侧线；口孔周围有 3 个唇瓣，排列呈“品”字形。虫卵：受精卵卵壳厚且透明，蛋白质膜凹凸不平，卵细胞两端与卵壳之间有明显空隙；未受精卵卵壳及蛋白质膜均较薄，内含许多屈光颗粒，其与卵壳之间无明显空隙。

2. 生活史　成虫→虫卵→感染性虫卵→幼虫→成虫。①终宿主：人；②寄生部位：成虫寄生于人体的小肠；③虫卵排出：随粪便排出；④感染阶段：感染性虫卵（含蚴卵）；⑤感染途径与方式：经口误食含蚴卵；⑥体内移行途径：口→胃→小肠→门静脉→肝→右心→肺泡→支气管→气管→咽喉部→食管→小肠。

3. 致病性　主要包括：幼虫引起的肺部病变，即蛔虫性肺炎；成虫引起的消化道症状、超敏反应及并发症（胆道蛔虫症、肠梗阻、阑尾炎、肠穿孔等），还可引起异位寄生。

4. 实验室检查　常用粪便直接涂片法、饱和盐水浮集法或沉淀法查虫卵。

5. 流行与防治　流行：蛔虫病呈世界性分布，造成人群感染普遍的主要原因是生活史简单、产卵量大、虫卵对外界因素抵抗力强以及人类不良的生产方式与生活习惯。防治：加强卫生宣教、粪便管理，治疗患者和带虫者。

（二）十二指肠钩口线虫和美洲板口线虫

1. 形态　成虫：细长略弯曲，长约 1cm；十二指肠钩虫呈 C 形，口囊腹侧有钩齿 2 对；美洲钩虫呈 S 形，口囊腹侧有板齿 1 对。虫卵：两种钩虫卵相似，卵壳薄、无色透明，内常含 4～8 个卵细胞，卵细胞与卵壳之间有明显的空隙。

2. 生活史　成虫→虫卵→杆状蚴→丝状蚴→成虫。①终宿主：人；②寄生部位：成虫寄生于人体小肠；③虫卵排出：随粪便排出；④感染阶段：丝状蚴；⑤感染途径与方式：经皮肤（主要途径）和经口（十二指肠钩虫）；⑥体内移行途径：丝状蚴侵入皮下血管或淋巴管→右心→肺→支气管→咽→小肠；⑦转续宿主：猪、兔、小牛等。

3. 致病性　主要由成虫引起消化道病变、贫血、异嗜症。引起贫血的主要原因是：①钩虫经常更换咬附部位，造成肠壁散在性出血点；②成虫以血液为食，吸血后血液迅速经其消化道排出；③吸血时分泌抗凝素，使咬伤部位黏膜伤口不断渗血。另外，幼虫可引起钩蚴性皮炎及呼吸道症状。

4. 实验室检查　常用直接涂片法、饱和盐水浮集法、钩蚴培养法。

5. 流行与防治 流行：钩虫病在世界上分布广泛，流行的因素与自然环境、种植作物、生产方式及生活条件等因素相关。防治：加强个人防护，改良耕作方法，加强粪便管理，普查普治。

（三）蠕形住肠线虫

1. 形态 成虫：细小线头状，有头翼和咽管球；雌虫虫体中部膨大，尾部长而尖细；雄虫很小，尾部向腹面卷曲。虫卵：一侧较平，一侧略凸呈柿核状，卵壳厚，无色透明，内含一幼虫。

2. 生活史 成虫→虫卵→感染性虫卵→成虫。①终宿主：人；②寄生部位：回盲部；③产卵：宿主睡眠后在肛门周围产卵；④虫卵发育特点：在肛门周围经 6 小时发育为感染性虫卵；⑤感染阶段：感染性虫卵（含蚴卵）；⑥感染途径与方式：直接方式（肛门-手-口直接感染）、间接方式（经口鼻吸入）。

3. 致病性 主要表现为肛周皮肤瘙痒及炎症、肠功能紊乱或慢性炎症，异位寄生可引起相应部位的炎症。

4. 实验室检查 常用方法有透明胶纸法、棉签拭子法，一般在清晨排便之前采样。

5. 流行与防治 流行：蛲虫感染呈世界性分布，以儿童为多，生活史简单、感染途径与方式多是造成人体自体外感染和相互感染的主要原因。防治：讲究公共卫生和个人卫生，普查普治。

（四）毛首鞭形线虫

1. 形态 成虫：前端细，后端粗，形似马鞭，雌虫尾部钝圆，雄虫尾部向腹面卷曲。虫卵：呈纺锤形或腰鼓形，卵壳较厚，两端各具一透明塞状突起，内含 1 个卵细胞。

2. 生活史、实验室检查、流行与防治 与蛔虫基本相同。但成虫寄生于回盲部，幼虫在小肠内孵出后直接移行至回盲部寄生。临床上可见由成虫引起的消化道症状，重者可出现贫血、直肠脱垂。

（五）布氏姜片吸虫

1. 形态 成虫：是人体最大的吸虫，虫体肥厚，形似姜片，腹吸盘明显大于口吸盘，2 个睾丸呈珊瑚状分支，前后排列于虫体后半部。虫卵：是人体最大的寄生虫卵，卵壳薄，卵盖小而不明显，内含 1 个卵细胞和 20～40 个卵黄细胞。

2. 生活史 成虫→虫卵→毛蚴→胞蚴→母雷蚴→子雷蚴→尾蚴→囊蚴→成虫。①终宿主：人；②保虫宿主：主要是猪；③寄生部位：人或猪的小肠上段；④中间宿主：扁卷螺；⑤传播媒介：水红菱、荸荠和茭白等水生植物；⑥感染阶段：囊蚴；⑦感染途径：经口感染；⑧感染方式：生食水生植物。

3. 致病性 轻度感染时，可无明显症状。感染虫数较多时，导致消化功能紊乱、肠梗阻，严重者出现贫血、水肿等症状。

4. 实验室检查 常用直接涂片法、沉淀法。

5. 流行与防治 流行：在我国，多分布于种植水生植物的湖沼地区。造成人和猪感染的主要原因包括人和猪粪便污染水体、水中有扁卷螺和水生植物、生食水生植物、以青饲料喂猪。防治：加强粪便管理，不生吃未经洗净的水生植物，科学养猪，普查普治。

（六）链状带绦虫

1. 形态 成虫：背腹扁平，带状，分头节、颈部和链体 3 部分，头节有顶突和小钩，孕节的子宫分支数为 7～13 支。虫卵：镜检所见多为脱掉卵壳的虫卵，圆球形，棕黄色，胚膜上有放射状条纹，内含 1 个六钩蚴。囊尾蚴呈卵圆形，为白色半透明的囊状物，囊内充满透明液体，有白色点状的头节。

2. 生活史 成虫→虫卵→囊尾蚴→成虫。①终宿主：人是该虫唯一的终宿主；②中间宿主：猪、人；③寄生部位：成虫寄生于人体小肠内，囊尾蚴寄生于皮下肌肉、脑、眼等组织；④感染阶段：卵、猪囊尾蚴；⑤囊尾蚴进入人体的途径与方式：生食或半生食含猪囊尾蚴的猪肉而经口感染；⑥虫卵进入人体的途径与方式：异体感染、自体外感染、自体内感染。

3. 致病性 成虫寄生于小肠引起猪带绦虫病；囊尾蚴寄生于组织器官引起囊尾蚴病（囊虫病），其危害程度远大于成虫，临床表现因寄生部位及囊尾蚴数量多少而异。

4. 实验室检查 猪带绦虫病的诊断常用直接涂片法、饱和盐水浮集法查虫卵和孕节压片法。囊尾蚴病的诊断方法视寄生部位而异（活组织检查、检眼镜检查、影像学检查和 IHA、ELISA 等免疫学检查）。

5. 流行与防治 流行：我国几乎遍及全国，流行因素包括：①猪的饲养方法不当；②人食猪肉的不良习惯或方法不当。防治：加强粪便管理，科学养猪，不食生的或未熟透的猪肉，积极治疗患者。

（七）肥胖带绦虫

形态、生活史、致病性、实验室检查、流行和防治与链状带绦虫相似。其主要不同点为：头节无顶突及小钩，子宫分支数为 15～30 支；中间宿主是牛，人不能作为其中间宿主；只引起牛带绦虫病，而不能引起囊尾蚴病，因此，其对人的危害较猪带绦虫小。

（八）其他消化道蠕虫

1. 微小膜壳绦虫 形态：为带状小型绦虫，头节上有可伸缩的顶突，虫卵的胚膜两端有 4～8 根丝状物。生活史：成虫→虫卵→似囊尾蚴→成虫，既可以不经过中间宿主，也可以经过中间宿主。①终宿主：人；②保虫宿主：鼠；③中间宿主：蚤、面粉甲虫等节肢动物；④感染阶段：虫卵、似囊尾蚴；⑤感染途径与方式：虫卵经口直接感染、经中间宿主传播（吞食含有似囊尾蚴的中间宿主）、自体内重复感染。致病性：主要是成虫头节和体表微毛对宿主肠壁造成机械性损伤以及虫体的毒性分泌物所致，重者可出现胃肠道和神经系统的症状。实验室检查：常用直接涂片法、水洗沉淀法、饱和盐水浮集法等查虫卵。流行与防治：该虫呈世界性分布，可在人与人、鼠与鼠、人与鼠间传播。儿童感染率较高。防治原则是治疗患者，注意环境卫生和个人卫生，消灭鼠类。

2. 曼氏迭宫绦虫 形态：成虫头节细小指状，背腹面各有一纵行的吸槽，子宫呈螺旋状盘曲。虫卵似橄榄形，有卵盖，内含一个卵细胞和若干个卵黄细胞。裂头蚴呈长带状，头节形态结构与成虫相似。生活史：成虫→虫卵→钩球蚴→原尾蚴→裂头蚴→成虫。①终宿主：猫、犬等；②第一中间宿主：剑水蚤；③第二中间宿主：蝌蚪、蛙等；④转续宿主：蛇、鸟等；⑤感染阶段、感染途径与方式：用生蛙肉敷贴伤口，裂头蚴或原尾蚴经皮肤或黏膜侵入；误食含裂头蚴或原尾蚴的蛙、蛇、猪等肉类；误食感染的剑水蚤。人可作为该虫的第二中间宿主、转续宿主和终宿主。致病性：该虫对人体的危害主要由裂头蚴引起，其致病程度与虫体侵入数量、移行和寄生的部位有关，临床表现为皮下裂头蚴病、口腔颌面部裂头蚴病、脑裂头蚴病和内脏裂头蚴病。

3. 粪类圆线虫 粪类圆线虫是一种兼性寄生虫，寄生世代中，成虫主要寄生于人、狗、猫等的小肠内，幼虫可侵入肺、脑、肝、肾等组织器官，引起粪类圆线虫病。粪类圆线虫的致病作用与其感染程度、侵袭部位及人体的健康状态（尤其是机体免疫功能状态）有密切关系，临床上主要表现为：皮肤损伤、肺部症状、消化道症状、弥漫性粪类圆线虫病。导致弥漫性粪类圆线虫病发生，常出现在长期使用免疫抑制剂、细胞毒药物或各种消耗性疾病（如恶性肿瘤、白血病、肺结核等）以及先天免疫缺陷和艾滋病患者中。本虫的防治原则与钩虫的相似。

【测试题】

（一）选择题

A_1 型题

1. 下列关于钩虫卵的描述，**错误**的是（　　）

A. 无色透明　　B. 椭圆形
C. 卵壳厚　　D. 内含物与卵壳间有明显的空隙
E. 内含物为 4～8 个卵细胞

2. 人体寄生蠕虫虫卵中，最大的是（　　）

A. 华支睾吸虫卵　　B. 布氏姜片吸虫卵　　C. 卫氏并殖吸虫卵
D. 斯氏狸殖吸虫卵　　E. 日本血吸虫卵

3. 寄生于人体最大的蠕虫是（　　）

A. 华支睾吸虫　　B. 布氏姜片吸虫　　C. 卫氏并殖吸虫
D. 斯氏狸殖吸虫　　E. 日本血吸虫

4. 关于姜片虫卵的描述，下列正确的是（　　）

A. 内含多个卵细胞　　B. 卵壳很厚
C. 外形如芝麻状　　D. 有 1 个小而不明显的卵盖
E. 尾端有 1 个小突起

5. 蛔虫的感染阶段是（　　）

A. 受精卵　　B. 未受精卵　　C. 脱蛋白质膜未受精卵
D. 脱蛋白质膜受精卵　　E. 感染性虫卵

6. 虫卵排出后就有感染性的寄生虫是（　　）

A. 蛔虫　　B. 十二指肠钩虫　　C. 鞭虫
D. 美洲钩虫　　E. 猪带绦虫

7. 钩虫感染人体的阶段是（　　）

A. 杆状蚴　　B. 微丝蚴　　C. 丝状蚴
D. 尾蚴　　E. 虫卵

8. 下列寄生虫进入人体后，不需经血液循环的是（　　）

A. 蛔虫　　B. 鞭虫　　C. 十二指肠钩虫
D. 美洲钩虫　　E. 旋毛虫

9. 通过“肛门-手-口”感染的寄生虫是（　　）

A. 蛔虫　　B. 钩虫　　C. 蛲虫
D. 旋毛虫　　E. 鞭虫

10. 在肛门周围产卵的寄生虫是（　　）

A. 蛔虫 B. 钩虫 C. 鞭虫
D. 蛲虫 E. 姜片虫

11. 经皮肤感染的寄生虫是（　　）
A. 蛔虫 B. 钩虫 C. 蛲虫
D. 旋毛虫 E. 鞭虫

12. 吃生的或未熟透的猪肉可感染（　　）
A. 鞭虫 B. 链状带绦虫 C. 丝虫
D. 蛔虫 E. 蛲虫

13. 姜片虫的第一中间宿主是（　　）
A. 豆螺 B. 泥泞拟钉螺 C. 钉螺
D. 川卷螺 E. 扁卷螺

14. 姜片虫囊蚴寄生于（　　）
A. 淡水鱼 B. 淡水虾 C. 荸荠、茭白
D. 溪蟹 E. 蝲蛄

15. 幼虫在移行过程中，必须经肺的线虫是（　　）
A. 蛔虫、鞭虫 B. 蛔虫、蛲虫 C. 蛔虫、钩虫
D. 蛔虫、旋毛虫 E. 钩虫、鞭虫

16. 人患囊尾蚴病的原因是误食（　　）
A. 微小膜壳绦虫卵 B. 猪肉绦虫虫卵 C. 猪肉绦虫囊尾蚴
D. 牛肉绦虫虫卵 E. 牛肉绦虫囊尾蚴

17. 蚤可传播下列何种寄生虫（　　）
A. 钩虫 B. 姜片虫 C. 猪肉绦虫
D. 微小膜壳绦虫 E. 曼氏迭宫绦虫

18. 下列哪种绦虫不需要中间宿主也能完成生活史（　　）
A. 微小膜壳绦虫 B. 曼氏迭宫绦虫 C. 肥胖带绦虫
D. 链状带绦虫 E. 缩小膜壳绦虫

19. 人是猪肉绦虫的何种宿主（　　）
A. 中间宿主 B. 终末宿主 C. 转续宿主
D. 保虫宿主 E. 中间宿主和终末宿主

20. 人可作为下列寄生虫的转续宿主的是（　　）
A. 链状带绦虫 B. 肥胖带绦虫 C. 细粒棘球绦虫
D. 微小膜壳绦虫 E. 曼氏迭宫绦虫

21. 曼氏迭宫绦虫的感染阶段是（　　）
A. 裂头蚴 B. 六钩蚴 C. 囊尾蚴
D. 囊蚴 E. 尾蚴

22. 可引起自体内重复感染的寄生虫是（　　）
A. 曼氏迭宫绦虫 B. 牛带绦虫 C. 细粒棘球绦虫
D. 微小膜壳绦虫 E. 缩小膜壳绦虫

23. 蛔虫对人体危害最为严重的是（　　）
A. 夺取营养 B. 幼虫引起蛔虫性肺炎

C. 成虫引起消化道症状 D. 成虫代谢产物引起超敏反应
E. 成虫扭结、钻孔引起的并发症

24. 钩虫对人体的危害主要是引起（ ）
A. 钩蚴性皮炎 B. 钩蚴性肺炎 C. 贫血
D. 异嗜症 E. 消化不良

25. 钩虫的主要致病阶段是（ ）
A. 虫卵 B. 第一杆状蚴 C. 第二杆状蚴
D. 幼虫 E. 成虫

26. 蛔虫所致并发症中最常见的是（ ）
A. 肠穿孔 B. 肠梗阻 C. 胆道蛔虫症
D. 阑尾炎 E. 胰腺炎

27. 蛲虫病最常见的症状是（ ）
A. 消瘦 B. 贫血 C. 肛周皮肤瘙痒
D. 腹泻 E. 食欲下降

28. 猪肉绦虫对人体的危害性比牛肉绦虫严重的主要原因是（ ）
A. 虫体大，吸收营养多 B. 虫体代谢产物的毒害作用
C. 囊尾蚴的寄生 D. 六钩蚴的破坏作用
E. 头节上小钩对肠壁的损伤作用

29. 猪肉绦虫对人体的主要危害是（ ）
A. 顶突和小钩的损伤 B. 吸取大量营养 C. 毒性作用
D. 消化道症状 E. 引起囊尾蚴病

30. 能引起肌肉疼痛、失明、癫痫发作的寄生虫是（ ）
A. 细粒棘球绦虫 B. 微小膜壳绦虫 C. 链状带绦虫
D. 肥胖带绦虫 E. 曼氏迭宫绦虫

31. 粪便检查蛔虫卵最常用的方法是（ ）
A. 直接涂片法 B. 饱和盐水浮集法 C. 水洗沉淀法
D. 厚涂片法 E. 碘液涂片法

32. 粪便检查姜片虫卵，常用的方法是（ ）
A. 直接涂片法 B. 饱和盐水浮集法 C. 水洗沉淀法
D. 毛蚴孵化法 E. 十二指肠液引流法

33. 用活检可诊断的寄生虫病是（ ）
A. 牛肉绦虫病 B. 皮下猪囊虫病 C. 姜片虫病
D. 钩虫病 E. 猪肉绦虫病

34. 猪肉绦虫病确诊的依据是从粪便中查到（ ）
A. 囊尾蚴 B. 六钩蚴 C. 囊蚴
D. 孕节 E. 尾蚴

35. 裂头蚴病的确诊方法是（ ）
A. 粪便检查 B. 痰液检查 C. 局部检出虫体
D. 血涂片检查 E. 免疫学方法

36. 下列与姜片虫病的流行<u>无关</u>的是（ ）

A. 水中有扁卷螺 B. 粪便下水 C. 水中有鱼、虾
D. 有媒介水生植物 E. 饮食习惯不良

37. 姜片虫最主要的保虫宿主是（ ）
A. 猪 B. 牛 C. 犬
D. 鼠 E. 兔

B 型题

（38～41 题备选答案）
A. 口囊有钩齿 2 对 B. 虫体前端有头翼
C. 虫体扁平带状分节 D. 口孔唇瓣呈“品”字形排列
E. 口囊有板齿 1 对

38. 蛔虫（ ）
39. 十二指肠钩虫（ ）
40. 蛲虫（ ）
41. 绦虫（ ）

（42～45 题备选答案）
A. 虫卵两端有透明塞
B. 卵内含物为 4～8 个卵细胞
C. 虫卵有一个很小的卵盖
D. 虫卵呈柿核状，内含一个幼虫
E. 卵内含一个卵细胞，且有新月形空隙

42. 蛔虫受精卵（ ）
43. 蛲虫卵（ ）
44. 钩虫卵（ ）
45. 鞭虫卵（ ）

（46～49 题备选答案）
A. 布氏姜片虫 B. 链状带绦虫 C. 肥胖带吻绦虫
D. 曼氏迭宫绦虫 E. 微小膜壳绦虫

46. 生食猪肉可感染（ ）
47. 生食牛肉可感染（ ）
48. 用生蛙肉敷贴伤口可感染（ ）
49. 生食荸荠可感染（ ）

（50～51 题备选答案）
A. 头节指状，有吸槽 B. 头节上有可伸缩的顶突
C. 子宫呈螺旋状盘曲 D. 孕节子宫侧支数为 7～13 支
E. 孕节子宫侧支数为 15～30 支

50. 链状带绦虫（ ）
51. 肥胖带绦虫（ ）

（52～55 题备选答案）
A. 卵细胞 B. 毛蚴 C. 卵细胞和卵黄细胞
D. 六钩蚴 E. 卵黄颗粒

52. 日本血吸虫虫卵内含（　　）
53. 钩虫卵内含（　　）
54. 带绦虫卵内含（　　）
55. 未受精蛔虫卵内含（　　）

（二）填空题

1. 可造成肺部损伤的线虫有________、________、________。
2. 钩虫幼虫对人体的致病主要表现为________和________。
3. 以感染期虫卵为感染阶段的线虫是________、________、________。
4. 感染阶段是丝状蚴的是________、________，感染阶段是囊尾蚴的是________、________。
5. 寄生于人体肠道的蠕虫主要有________、________、________、________、________、________、________、________、________。
6. 用肛门拭子法可检查的寄生虫是________、________。
7. 猪囊尾蚴在人体内常见寄生部位有________、________、________、________等，引起________病。
8. 微小膜壳绦虫的感染阶段是________和________。
9. 造成钩虫患者贫血的原因________、________和________。
10. 人体感染猪囊尾蚴病的方式有________、________、________。
11. 人生食________患链状带绦虫病；人生食________患姜片虫病；人误食________患囊尾蚴病。

（三）名词解释

1. 囊虫病　2. 异体感染　3. 自体外感染

【参考答案】

（一）选择题

1. C	2. B	3. B	4. D	5. E	6. E	7. C	8. B	9. C
10. D	11. B	12. B	13. E	14. C	15. C	16. B	17. D	18. A
19. E	20. E	21. A	22. D	23. E	24. C	25. E	26. C	27. C
28. C	29. E	30. C	31. A	32. C	33. B	34. D	35. C	36. C
37. A	38. D	39. A	40. B	41. C	42. E	43. D	44. B	45. A
46. B	47. C	48. D	49. A	50. D	51. E	52. B	53. A	54. D
55. E								

（二）填空题

1. 蛔虫　钩虫　粪类圆线虫
2. 钩蚴性皮炎　钩蚴性肺炎
3. 蛔虫　蛲虫　鞭虫
4. 钩虫　粪类圆线虫　猪肉绦虫　牛肉绦虫
5. 钩虫　蛔虫　鞭虫　蛲虫　姜片虫　猪肉绦虫　牛肉绦虫　微小膜壳绦虫　粪类圆线虫

6. 蛲虫　牛肉绦虫
7. 皮下　肌肉　脑　眼　囊尾蚴
8. 虫卵　似囊尾蚴
9. 经常更换咬附部位　以血液为食　分泌抗凝素
10. 异体感染　自体外感染　自体内感染
11. 含囊尾蚴的猪肉　含囊蚴的水生植物　猪肉绦虫卵

（三）名词解释

1. 囊虫病　囊尾蚴寄生于人体的多种器官、组织，在寄生部位造成占位性病变。
2. 异体感染　指误食他人排出的感染期寄生虫而感染。
3. 自体外感染　指误食自己排出的感染期寄生虫而感染。

（周振座）

第三十六章　血液和组织蠕虫

【重点概要】

血液寄生蠕虫主要包括丝虫、血吸虫等。组织器官寄生蠕虫主要包括旋毛虫、华支睾吸虫、并殖吸虫、细粒棘球绦虫等。

（一）班氏吴策线虫和马来布鲁线虫

1. 形态　成虫：乳白色，细长如丝线，体表光滑。成虫直接产微丝蚴。微丝蚴：虫体细长，头端钝圆，尾端尖细，外有鞘膜，染色后可见体核。两种丝虫的微丝蚴在体态、头间隙、体核和尾核等方面具有不同特点。

2. 生活史　成虫→微丝蚴→腊肠期幼虫→丝状蚴→成虫。①终宿主：人；②中间宿主和传播媒介：蚊；③寄生部位：成虫寄生于人体的淋巴管、淋巴结；④感染阶段：丝状蚴；⑤感染途径与方式：蚊叮咬，丝状蚴经皮肤感染。

3. 致病性　急性期表现为淋巴管炎（俗称“流火”）、丹毒样皮炎、丝虫热。慢性期阻塞病变：象皮肿、睾丸鞘膜积液、乳糜尿等。

4. 实验室检查　采取患者外周血、乳糜尿、抽出液查微丝蚴。常用检查方法有厚血膜法、新鲜血滴法、浓集法、乙胺嗪白天诱出法。也可用免疫学检查（IFA、ELISA）及DNA 探针技术进行诊断。

5. 流行与防治　流行：班氏丝虫病遍及全球，以亚洲、非洲较严重。马来丝虫病主要流行于东南亚、东亚和南亚的 10 个国家。血液中有微丝蚴的人为传染源，蚊为传播媒介。防治：普查普治，防蚊灭蚊，加强监测。

（二）旋毛形线虫

1. 形态　成虫虫体细小如线状。幼虫产出后在横纹肌内形成囊包。

2. 生活史　成虫→幼虫→幼虫囊包→成虫（需转换宿主）。成虫和幼虫寄生于同一宿主体内，故被旋毛虫寄生的宿主既是终宿主，又是中间宿主。虫体不需要在外界发育，但完成生活史需更换宿主。①寄生部位：成虫寄生于小肠，幼虫寄生于横纹肌；②感染阶段：囊包；③感染途径与方式：生食或半生食含幼虫囊包的病畜肉而感染；④猪、狗和鼠等哺乳动物及人均可作为保虫宿主。

3. 致病性　旋毛虫对人体的致病与食入幼虫囊包数、幼虫侵入部位和宿主的免疫力等因素有关。①侵入期（肠型期）：主要引起十二指肠炎、空肠炎；②幼虫移行期（肌型期）：主要引起肌肉病变；③成囊期（恢复期）：急性炎症消退，全身症状减轻。

4. 实验室检查　取肌肉活检镜下观察有无囊包。免疫检查可辅助诊断，常用方法有皮内试验（IDT）、ELISA、IHA 等。

5. 流行与防治 流行：旋毛虫病广泛流行于世界各地，是人兽共患寄生虫病。人的感染主要通过生食或半生食含活幼虫囊包的肉类，尤其是猪肉及其制品。防治：不食用未熟的肉类及肉制品，把好“进口关”；加强对动物及肉类检疫；科学养猪，减少传染源。

（三）华支睾吸虫

1. 形态 成虫：虫体背腹扁平，狭长，状似葵花子。雌雄同体，睾丸 2 个，前后排列于虫体的后 1/3 处，呈分支状。虫卵：黄褐色，形似灯泡状，有卵盖、肩峰、疣状突起，内含成熟的毛蚴。

2. 生活史 成虫→虫卵→毛蚴→胞蚴→雷蚴→尾蚴→童虫→成虫。①终宿主：人；②保虫宿主：猫、狗等哺乳动物；③寄生部位：主要寄生于终宿主的肝胆管内；④虫卵排出：随粪便排出；⑤第一中间宿主：豆螺、沼螺或涵螺等淡水螺；⑥第二中间宿主：淡水鱼、虾；⑦感染阶段：囊蚴；⑧感染途径：经口感染；⑨感染方式：食入含有活囊蚴的淡水鱼、虾。

3. 致病性 成虫寄生在人体肝胆管中，引起胆管上皮细胞脱落、增生，管壁变厚，管腔变窄，导致肝吸虫病。还可引起胆汁淤滞、胆管扩张、胆管炎、胆囊炎、胆石症等。儿童反复感染，可致发育障碍。晚期患者可出现肝硬化。

4. 实验室检查 常用沉淀法（集卵法）和改良加藤厚涂片法。必要时，可用十二指肠引流液查虫卵。

5. 流行与防治 加强健康教育，加强粪管水管，查治患者、病畜。

（四）卫氏并殖吸虫

1. 形态 成虫：虫体肥厚，背面稍隆起，腹面扁平，似半粒黄豆；睾丸 2 个，分支如指状；卵巢 1 个，与子宫左右并列于腹吸盘之后。虫卵：椭圆形，卵壳厚薄不均，卵盖大而明显，常略倾斜，内含 1 个卵细胞和 10 余个卵黄细胞。

2. 生活史 基本发育过程包括成虫→虫卵→毛蚴→胞蚴→雷蚴→尾蚴→童虫→成虫。①终宿主：人；②保虫宿主：多种肉食动物；③寄生部位：主要寄生于人和犬科及猫科动物肺内；④虫卵排出：随痰液或粪便排出；⑤第一中间宿主：川卷螺；⑥第二中间宿主：溪蟹或蝲蛄；⑦感染阶段：囊蚴；⑧感染途径：经口感染；⑨感染方式：生食或半生食含活囊蚴的溪蟹或蝲蛄。

3. 致病性 在急性期，由于童虫移行引起所经部位的出血和炎症。在慢性期，是由于虫体进入肺内所致，大致可分为脓肿期、囊肿期、纤维瘢痕期。多个器官可同时受累，临床上可分为胸肺型、皮下型、腹型和脑型等，其中以胸肺型为常见，主要表现为胸痛、咳嗽、咳铁锈色痰等。

4. 实验室检查 对于胸肺型，可采集痰液或粪便查虫卵，常用方法有直接涂片法或沉淀法。皮下型患者，可手术摘除皮下包块或结节查童虫或成虫。

5. 流行与防治 流行：卫氏并殖吸虫病在世界分布广泛，我国 25 个省、市、自治区有本虫存在，是人兽共患寄生虫病。流行因素包括保虫宿主广泛、第一中间宿主和第二中间宿主的存在、人们不良的饮食习惯。防治：加强健康教育；不生吃或半生吃溪蟹和蝲蛄；积极治疗患者。

（五）日本血吸虫

1. 形态 成虫：呈长圆柱状，外观似线虫，雌雄异体，但雌雄合抱。虫卵：椭圆形，卵壳薄，无卵盖，有侧棘，内含一成熟毛蚴。毛蚴：梨形，周身披有纤毛。尾蚴：属叉尾型尾蚴。

2. 生活史 成虫→虫卵→毛蚴→胞蚴→尾蚴→童虫→成虫。①终宿主：人；②保虫宿主：多种哺乳动物；③寄生部位：成虫寄生于人及多种哺乳动物的门脉-肠系膜静脉系统；④虫卵排出：随粪便排出；⑤中间宿主：钉螺；⑥感染阶段：尾蚴；⑦感染方式与途径：接触疫水，尾蚴经皮肤感染。

3. 致病性 尾蚴和童虫引起尾蚴性皮炎、尾蚴性肺炎等。成虫引起静脉内膜炎、静脉周围炎、血吸虫病肾病等。虫卵所致损害：虫卵是血吸虫的主要致病阶段，引起急性、慢性和晚期血吸虫病。重度感染者，门脉周围可出现广泛的纤维化，导致肝硬化（干线型肝硬化）等。儿童时期反复感染者，可表现为侏儒症。肠壁肉芽肿纤维化还可导致肠狭窄、肠息肉等。

4. 实验室检查 病原检查常用粪便直接涂片法、自然沉淀法和毛蚴孵化法、直肠镜活组织检查；免疫学检查可用环卵沉淀试验（COPT）、IHA、ELISA 等。

5. 流行与防治 流行：我国主要流行于长江流域及其以南地区。流行因素包括：人和多种哺乳动物可作为传染源，虫卵入水的机会；中间宿主钉螺的存在；人畜接触疫水的机会。防治：积极防治、综合措施、因时因地制宜，主要通过治疗患者和病畜、消灭钉螺、加强粪便管理和做好个人防护几个方面的综合防治。

（六）细粒棘球绦虫

1. 形态 成虫：长 2～7mm，由头节、颈部及链体组成。虫卵：与猪带绦虫、牛带绦虫卵相似，在光镜下难以区别。棘球蚴：圆形或近圆形的囊状体，由囊壁及囊内容物组成。囊壁内层生发层向囊内长出原头蚴、育囊（生发囊）和子囊。子囊结构与母囊相似，亦可长出原头蚴、育囊以及与子囊结构相似的小囊（孙囊）。原头蚴、育囊、子囊可自囊壁脱落而悬浮于囊液中，统称棘球蚴砂。

2. 生活史 成虫→虫卵（六钩蚴）→棘球蚴→成虫。①终宿主：犬、狼等食肉动物；②中间宿主：牛、羊、人；③感染阶段：虫卵；④感染途径与方式：人因误食虫卵而感染；⑤寄生部位：棘球蚴常寄生于人体的肝、肺等脏器。

3. 致病性 引起棘球蚴病（包虫病）。主要临床表现有：局部压迫和刺激症状、过敏症状、全身中毒症状等。

4. 实验室检查 病原检查比较困难。有时，可从患者的痰液、尿液、腹水或胸腔积液镜检发现棘球蚴砂或手术摘除的棘球蚴，但严禁穿刺。常用免疫检查协助诊断。

5. 流行与防治 流行：棘球蚴病呈世界性分布。在我国，主要流行于新疆、青海、甘肃、西藏和内蒙古的广大牧区。防治：加强宣传教育，注意饮食卫生和个人防护；禁用动物的内脏喂犬，深埋或焚烧病畜，定期为犬驱虫；治疗患者主要用手术摘除棘球蚴。

（七）其他血液和组织蠕虫

1. 广州管圆线虫 终宿主为鼠类，成虫寄生于鼠类肺部血管内。中间宿主主要为螺类，并有多种转续宿主。人为非正常宿主，可因生食含感染期幼虫的中间宿主、转续宿主而被感染。幼虫可寄生于人的中枢神经系统，引起嗜酸性粒细胞增多性脑膜脑炎（广州管圆线虫病）。

2. 斯氏狸殖吸虫 终宿主为果子狸等动物，人是非正常宿主。中间宿主为拟钉螺、溪蟹。感染阶段为囊蚴，经消化道感染，幼虫可寄生于人体皮下和内脏器官，引起幼虫移行症。

【测试题】

（一）选择题

A_1 型题

1. 马来丝虫的寄生部位主要在（　　）
   A. 四肢浅表淋巴系统
   B. 四肢浅表淋巴系统及深部淋巴系统
   C. 腹腔、精索等淋巴系统
   D. 泌尿、生殖系统的淋巴系统
   E. 除四肢浅表淋巴系统外，主要是深部淋巴系统
2. 既可寄生于深部淋巴结，又能寄生于浅部淋巴组织的线虫为（　　）
   A. 班氏丝虫　B. 鞭虫　C. 马来丝虫
   D. 蛔虫　E. 美洲钩虫
3. 诊断旋毛虫病最可靠的方法是（　　）
   A. 粪便自然沉淀法　B. 饱和盐水浮聚法
   C. 免疫学诊断　D. 血液检查找幼虫
   E. 肌肉组织活检幼虫囊包
4. 旋毛虫幼虫主要寄生在人体的（　　）
   A. 小肠　B. 肺　C. 平滑肌
   D. 心肌　E. 横纹肌
5. 华支睾吸虫的主要保虫宿主为（　　）
   A. 纹沼螺　B. 淡水鱼及淡水虾　C. 猫、狗
   D. 牛、羊　E. 家禽
6. 华支睾吸虫主要寄生于（　　）
   A. 十二指肠　B. 结肠　C. 肝内胆管
   D. 小肠上段　E. 以上都不是
7. 华支睾吸虫对人体的主要危害是（　　）
   A. 引起内脏幼虫移行症　B. 引起胆结石　C. 引起肝损害
   D. 引起胰腺炎　E. 引起胃肠道不适
8. 吃了未煮熟的鱼肉，可感染（　　）
   A. 蛔虫　B. 旋毛虫　C. 华支睾吸虫
   D. 姜片虫　E. 以上都不是
9. 生食水红菱可能感染（　　）
   A. 卫氏并殖吸虫　B. 布氏姜片吸虫　C. 华支睾吸虫
   D. 蛔虫　E. 旋毛虫
10. 在痰中可查到的寄生虫虫卵可能是（　　）
    A. 钩虫卵　B. 卫氏并殖吸虫卵　C. 斯氏狸殖吸虫卵
    D. 血吸虫卵　E. 蛔虫卵

11. 肝吸虫病的病原学检查检出率最高的是（ ）
A. 十二指肠液引流检查法
B. 大便直接涂片法
C. 自然沉淀法
D. 饱和盐水浮聚法
E. 厚血膜消化法

12. 并殖吸虫的主要致病阶段是（ ）
A. 虫卵
B. 囊蚴
C. 尾蚴
D. 成虫和童虫
E. 以上都不是

13. 感染肺吸虫病主要是由于（ ）
A. 食入未煮熟的淡水鱼
B. 生食水红菱、荸荠
C. 生食或食入未煮熟的溪蟹
D. 生食未煮熟的淡水螺
E. 吸入感染性虫卵

14. 卫氏并殖吸虫对人体的感染阶段是（ ）
A. 虫卵
B. 毛蚴
C. 尾蚴
D. 童虫
E. 囊蚴

15. 血吸虫的感染阶段是（ ）
A. 虫卵
B. 毛蚴
C. 胞蚴
D. 尾蚴
E. 童虫

16. 只需要一个中间宿主即可完成生活史的吸虫是（ ）
A. 华支睾吸虫
B. 卫氏并殖吸虫
C. 斯氏狸殖吸虫
D. 血吸虫
E. 以上都不是

17. 日本血吸虫从尾蚴侵入到成虫产卵的时间约为（ ）
A. 15 天
B. 25 天
C. 50 天
D. 100 天
E. 1 年

18. 日本血吸虫尾蚴从螺体内排出后，主要分布在（ ）
A. 水体表面
B. 水体中部
C. 水体底部
D. 整个水体均匀分布
E. 以上都不是

19. 日本血吸虫主要寄生于人体的（ ）
A. 骨盆静脉丛
B. 肠系膜静脉及痔静脉丛
C. 膀胱静脉丛
D. 门脉-肠系膜静脉系统
E. 脾静脉

20. 血吸虫异位寄生最常见的部位是（ ）
A. 肺、皮肤
B. 皮肤、脑
C. 脑、脊髓
D. 肺、脑
E. 生殖器

21. 日本血吸虫所致的尾蚴性皮炎属于（ ）
A. 速发型（Ⅰ型）超敏反应
B. 细胞毒型（Ⅱ型）超敏反应
C. 免疫复合物型（Ⅲ 型）超敏反应
D. 迟发型（Ⅳ型）超敏反应
E. 速发型及迟发型（Ⅰ型及Ⅳ型）超敏反应

22. 晚期血吸虫患者粪便中难以查到虫卵的主要原因是（ ）

A. 成虫死亡
B. 虫卵死亡、崩解
C. 虫卵集中在肝内
D. 病灶周围瘢痕形成，肠壁增厚
E. 虫卵发育受阻

23. 关于血吸虫生活史的叙述，下列<u>错误</u>的是（ ）
A. 中间宿主是钉螺
B. 最重要的保虫宿主是牛
C. 感染人体阶段是毛蚴
D. 在终宿主的寄生部位是肠系膜静脉
E. 离体阶段是虫卵

24. 日本血吸虫引起肝、肠病变的主要原因是（ ）
A. 成虫的毒素及其代谢产物的刺激
B. 死亡虫体阻塞血管引起周围组织发生慢性炎症及组织坏死
C. 虫卵阻塞小血管
D. 虫卵肉芽肿的形成
E. 童虫和成虫的共同作用

25. 日本血吸虫引起肝硬化的主要特征为（ ）
A. 门脉性肝硬化
B. 胆汁性肝硬化
C. 干线型肝硬化
D. 坏死性肝硬化
E. 淤血性肝硬化

26. 日本血吸虫的主要致病阶段是（ ）
A. 尾蚴
B. 童虫
C. 成虫
D. 虫卵
E. 毛蚴

27. 寄生人体的蠕虫中，虫卵最小的是（ ）
A. 日本血吸虫
B. 斯氏狸殖吸虫
C. 布氏姜片吸虫
D. 卫氏并殖吸虫
E. 华支睾吸虫

28. 日本血吸虫致病最严重的阶段是（ ）
A. 尾蚴
B. 童虫
C. 成虫
D. 虫卵
E. 毛蚴

29. 日本血吸虫卵能进入肠腔并随粪便排出体外的最主要原因是（ ）
A. 肠蠕动增加
B. 腹内压增加
C. 血管内压增加
D. 粗糙食物的刺激
E. 卵内毛蚴分泌的破坏肠壁的作用

30. 预防日本血吸虫病的有效措施为（ ）
A. 查治患者、病牛
B. 消灭钉螺
C. 粪便管理
D. 个人防护
E. 因时因地制宜、综合治理、科学防治

31. 棘球蚴砂是指囊液中含有（ ）
A. 原头蚴、生发囊、子囊和虫卵
B. 石灰小体
C. 只有生发囊
D. 只有子囊

E. 原头蚴、生发囊、子囊

32. 诊断棘球蚴病，下列错误的是（　　）

A. 询问病史　　B. X线检查

C. 免疫学检查　　D. 诊断性组织穿刺

E. CT及放射性核素扫描

33. 棘球蚴对人体的危害以下列哪项为主（　　）

A. 化学损害　　B. 机械损害　　C. 超敏反应

D. 免疫功能紊乱　　E. 夺取宿主营养

34. 细粒棘球绦虫对人体的感染阶段是（　　）

A. 细粒棘球绦虫虫卵　　B. 棘球蚴　　C. 囊尾蚴

D. 原头蚴　　E. 似囊尾蚴

35. 棘球蚴病在我国西北牧区易于流行的主要原因之一是（　　）

A. 西北牧区牧草、水源资源丰富

B. 牧民不注意卫生，常随地大、小便污染牧草和水源

C. 食草动物的粪便污染牧草和水源

D. 受染的犬等食肉动物的粪便污染牧草和水源

E. 牧民误食含棘球蚴污染的动物脏器

36. 斯氏狸殖吸虫的主要致病虫期是（　　）

A. 虫卵　　B. 成虫　　C. 尾蚴

D. 囊蚴　　E. 童虫

B型题

（37～38题备选答案）

A. 加强粪便管理　　B. 防蚊灭蚊

C. 避免赤脚下地，不用鲜粪施肥　　D. 注意个人卫生，防止感染

E. 不食未煮熟的猪肉

37. 丝虫病的主要防治措施是（　　）

38. 旋毛虫病的主要防治措施是（　　）

（39～41题备选答案）

A. 十二指肠液　　B. 粪便　　C. 尿液

D. 血液　　E. 痰液

39. 诊断日本血吸虫病常用的标本是（　　）

40. 诊断华支睾吸虫病常用的标本是（　　）

41. 诊断卫氏并殖吸虫病常用的标本是（　　）

（42～45题备选答案）

A. 经口感染　　B. 经呼吸道感染　　C. 经皮肤感染

D. 经接触感染　　E. 虫媒感染

42. 日本血吸虫病的感染方式是（　　）

43. 肝吸虫病的感染方式是（　　）

44. 丝虫病的感染方式是（　　）

45. 肺吸虫病的感染方式是（　　）

（46～48 题备选答案）

A. 囊尾蚴　　B. 囊蚴　　C. 裂头蚴
D. 丝状蚴　　E. 尾蚴

46. 肺吸虫的感染阶段是（　　）

47. 血吸虫的感染阶段是（　　）

48. 肝吸虫的感染阶段是（　　）

（二）填空题

1. 淋巴丝虫感染所致的急性期淋巴管炎，其特征为________，常发生于________，俗称________。

2. 班氏丝虫病患者慢性期阻塞性病变有________、________、________等。

3. 旋毛虫的成虫主要寄生于人体的________内，幼虫寄生于人体的________。

4. 旋毛虫急性期典型的表现是________、________、________及血中________增多等。

5. 华支睾吸虫的第一中间宿主是________，第二中间宿主是________。

6. 卫氏并殖吸虫成虫寄生于人的________，虫卵随________和________排出体外。

7. 日本血吸虫寄生于人及多种哺乳动物的________，而虫卵随________排出体外。

8. 临床上将血吸虫病分为________、________、________。

9. 人是细粒棘球绦虫的________宿主，犬、狼等食肉动物为________宿主。

10. 棘球蚴在人体最常见的寄生部位是________，其次是________。

11. 广州管圆线虫的幼虫可寄生于人体________，中间宿主为________，感染阶段为________。

12. 人是斯氏狸殖吸虫的________宿主，虫体寄生人体导致________。

（三）名词解释

1. 夜现周期性　　2. 象皮肿

【参考答案】

（一）选择题

1. A	2. A	3. E	4. E	5. C	6. C	7. C	8. C	9. B
10. B	11. A	12. D	13. C	14. E	15. D	16. D	17. B	18. A
19. D	20. D	21. E	22. D	23. C	24. D	25. C	26. D	27. E
28. D	29. E	30. E	31. E	32. D	33. B	34. A	35. D	36. E
37. B	38. E	39. B	40. A	41. E	42. C	43. A	44. E	45. A
46. B	47. E	48. B						

（二）填空题

1. 逆行性　下肢　流火

2. 象皮肿　睾丸鞘膜积液　乳糜尿

3. 小肠　横纹肌

4. 不规则热　肌肉疼痛　水肿　嗜酸性粒细胞

5. 淡水螺　淡水鱼虾

6. 肺脏　痰　粪便

7. 肠系膜静脉　粪便

8. 急性血吸虫病　慢性血吸虫病　晚期血吸虫病

9. 中间　终

10. 肝　肺

11. 中枢神经系统　螺类　感染期幼虫

12. 非正常宿主　幼虫移行症

（三）名词解释

1. 夜现周期性　微丝蚴白天一般滞留于内脏毛细血管中（主要在肺毛细血管中），夜间出现于外周血液，这种昼伏夜出、夜多昼少的现象称为微丝蚴的夜现周期性。

2. 象皮肿　淋巴液流入皮下组织，因淋巴液含蛋白质较多，刺激纤维组织增生，使局部皮肤和皮下组织增厚，粗糙变硬，类似象皮，故名象皮肿。

（卢恩昌）

第三十七章 腔道原虫

【重点概要】

（一）腔道原虫知识要点见表 37-1。

表 37-1 主要腔道原虫知识要点

	溶组织内阿米巴	蓝氏贾第鞭毛虫	阴道毛滴虫
寄生部位	结肠或肠外组织	小肠上段	女性阴道和尿道，男性尿道和前列腺
离体方式	大滋养体、小滋养体、包囊随粪便排出	滋养体、包囊随粪便排出	滋养体随阴道分泌物、前列腺分泌物或尿液排出
感染阶段	4 核包囊	4 核包囊	滋养体
感染途径	经口感染	经口感染	性接触、间接接触感染
感染方式	误食被包囊污染的水和食物	误食被包囊污染的水和食物	性接触、通过公共卫生设施和用品
致病期	大滋养体（组织型滋养体）	滋养体	滋养体
致病作用	免疫力低下时，引起肠内阿米巴痢疾和肠外阿米巴病	免疫力低下，引起急慢性腹泻；AIDS 可并发严重感染，甚至死亡	引起滴虫性阴道炎、尿道炎或前列腺炎
病原诊断	粪检大滋养体、小滋养体、包囊；脓肿穿刺物检查	粪检滋养体、包囊；十二指肠引流液检查	阴道分泌物、前列腺液、尿液沉淀物生理盐水涂片
流行分布	世界性分布，气候温暖、卫生条件差、落后的地方	世界性分布，发达、贫困国家均有，旅游区和家庭聚集性流行	世界性分布，家人和集体生活的人群易相互传染
预防措施	加强粪便管理，搞好环境卫生、个人卫生，保护水源，消灭苍蝇、蟑螂	同左	注意个人卫生，提倡淋浴，不穿公共浴衣，采用蹲式厕所

（二）常见腔道原虫

1. 溶组织内阿米巴

（1）形态：溶组织内阿米巴生活史中有滋养体、包囊，形态鉴别见表 37-2。

表 37-2 溶组织内阿米巴各期生理特点

	形 状	大 小	内、外质	内 含 物	被检标本
大滋养体	不规则	20～40μm	分界清楚，伪足发达	红细胞、组织细胞	脓血便、脓肿液
小滋养体	不规则	12～30μm	不分明，伪足小	细菌、食物残渣	水样便、成形便
包囊	球形	10～20μm	囊壁厚	含 1 核、2 核、4 核，成熟包囊仅含 4 个核	正常粪便

（2）生活史过程：包囊→小滋养体→包囊。①寄生部位：小滋养体寄生于肠腔，以细菌为食；大滋养体寄生于肠壁及肠外组织如肠、肝、肺、脑等，以红细胞为食。②感染阶段：4 核包囊。③感染途径与方式：人体通过食用被包囊污染的食品、饮水经口感染。④致病阶段：大滋养体。

（3）实验室检查：①肠阿米巴病：急性感染者取脓血黏液便查滋养体或包囊；慢性感染者及带虫者取粪便标本查包囊。②肠外阿米巴病：可采取穿刺液及坏死组织查阿米巴大滋养体或进行免疫学诊断。

2. 蓝氏贾第鞭毛虫 蓝氏贾第鞭毛虫主要寄生于人或某些哺乳动物小肠内，引起贾第虫病。儿童和旅游者发病率高。

（1）形态要点：本虫生活史包括滋养体和包囊 2 个发育阶段。①滋养体：呈半梨形，虫体两侧对称，腹前部向内凹陷形成吸盘状吸器，可吸附在肠黏膜上，有 1 对细胞核、4 对鞭毛。②包囊：椭圆形，囊壁厚，与虫体间有明显的间隙。未成熟包囊具有 2 个细胞核，成熟包囊具有 4 个细胞核，多偏于一端，囊内轴柱、鞭毛等丝状物明显。

（2）实验诊断：可采取腹泻粪便用生理盐水涂片检查滋养体，也可采取十二指肠引流液查滋养体或采取粪便用碘液染色检查包囊。此外，还可用免疫学诊断。

3. 阴道毛滴虫 阴道毛滴虫是引起滴虫性阴道炎的病原体，是感染率极高的泌尿生殖道寄生虫，是常见的性传播病原生物。该虫仅有滋养体阶段。滋养体体态多变，固定染色标本呈水滴状，可见一个椭圆形的细胞核，有 4 根前鞭毛和 1 根后鞭毛，后鞭毛向后伸展，连接波动膜外缘。

（三）其他机会致病原虫

机会致病原虫是引起机会性寄生虫病的原虫。一些侵袭力较低、致病力较弱的原虫（如弓形虫、隐孢子虫等），在人体免疫功能正常时，宿主不会出现明显的临床状态，处于隐性感染状态；但当人体免疫功能减低时，这类病原体增殖能力和致病能力显著增强，患者出现严重的临床症状，甚至死亡。机会性寄生虫病是导致 AIDS、恶性肿瘤患者、长期使用免疫抑制剂的人死亡的重要原因。

1. 隐孢子虫 为人兽共患的机会致病寄生虫，引起人和动物腹泻。通过“粪-口”方式传播，同性恋间的性行为可导致本虫传播。

（1）形态：与检验有关的形态时期是卵囊。卵囊呈圆形或椭圆形，成熟卵囊内含 4 个子孢子和一团残余体。

（2）生活史要点：①本虫生活史简单，发育无需中间宿主；②传染源是粪便中有卵囊的患者、带虫者、保虫宿主（家畜）；③卵囊是本虫的感染期，人、畜通过食用卵囊污染的食物、饮水而感染，水源污染可能导致人群的暴发流行。

（3）致病性：隐孢子虫的致病很可能因为隐孢子虫寄生小肠黏膜，损伤了肠绒毛，破坏了肠道吸收功能，引起腹泻。疾病的严重程度与宿主的免疫状态有关，感染隐孢子虫是AIDS等免疫功能低下者并发腹泻死亡的原因之一。

（4）实验室检查：可采患者、带虫者、保虫宿主粪便查卵囊。常用金胺染色法、抗酸染色法显微镜检查，免疫学诊断或PCR诊断。

（5）加强粪便管理，注意个人和饮食卫生。保护免疫力低下的人群，治疗患者可用螺旋霉素、巴龙霉素和大蒜素。

2. 弓形虫　弓形虫是人兽共患的重要机会致病原虫，动物感染率很高，是主要的传染源。人因食用未熟透的动物肉、蛋、奶而感染，引起获得性弓形虫病。

（1）形态：弓形虫生活史有5种形态，即滋养体、包囊、裂殖体、配子体及囊合子（卵囊）。在终宿主体内5种形态均可存在，在中间宿主体内仅有滋养体和包囊。

（2）生活史要点：①弓形虫可寄生在人和动物的所有的有核细胞内；②生活史需要2个宿主：猫是终宿主，人和各种动物为中间宿主；③感染期是猫粪或动物肉中的卵囊、滋养体、包囊或假包囊，经消化道、胎盘、破损的皮肤黏膜、输血等途径传播。

（3）致病性：①滋养体（速殖子）、卵囊、包囊或假包囊均为弓形虫的致病阶段。②人类和动物均对弓形虫易感，但多数呈带虫状态。③弓形虫病有先天性和后天获得性弓形虫病两种类型。先天性弓形虫病为妊娠妇女感染的弓形虫经胎盘传给胎儿，导致胎儿发育不良或畸形。后天获得性弓形虫病是成人或大龄儿童在免疫力低下时出现的严重感染，患有恶性肿瘤、长期使用免疫抑制剂或免疫功能缺陷的人，可出现全身性弓形虫病，甚至死亡。

（4）实验室检查：检验阶段有滋养体、包囊、假包囊或卵囊。可采集患者或带虫者的羊水、血液、其他体液等，离心后取沉淀物作涂片。也可取待检样品进行动物接种或细胞培养。目前，广泛采用血清学实验作辅助诊断。

（5）加强饮食卫生，强化肉类食品卫生检疫制度。不吃生的肉、蛋、奶。孕妇不宜接触猫，应定期作血清学检查，减少先天性弓形虫病的发病率。

【测试题】

（一）选择题

A_1 型题

1. 痢疾阿米巴的感染阶段是（　　）

A. 肠腔型滋养体　B. 组织型滋养体　C. 单核包囊
D. 双核包囊　E. 4核包囊

2. 人体感染痢疾阿米巴后，大多数表现为（　　）

A. 阿米巴痢疾　B. 阿米巴肝脓肿　C. 阿米巴肺脓肿
D. 阿米巴脑脓肿　E. 带虫者

3. 最可能检出阿米巴包囊的标本是（　　）

A. 脓血黏液便　B. 成形粪便　C. 脓血痰液
D. 肺脓肿穿刺液　E. 水样便

4. 确诊阿米巴痢疾患者的主要依据是（　　）
A. 粪便中查到含红细胞的滋养体
B. 粪便中查到小滋养体
C. 粪便中查到包囊
D. 粪便中查到卵囊
E. 粪便中查到不含红细胞的滋养体

5. 痢疾阿米巴常见的肠外感染是（　　）
A. 阿米巴肝脓肿
B. 阿米巴肺脓肿
C. 阿米巴脑脓肿
D. 阿米巴肾脓肿
E. 阿米巴皮肤脓肿

6. 阴道毛滴虫的感染阶段是（　　）
A. 滋养体
B. 裂殖体
C. 配子体
D. 包囊
E. 子孢子

7. 阴道毛滴虫的感染方式是（　　）
A. 经口感染
B. 经皮肤感染
C. 经媒介节肢动物感染
D. 经胎盘垂直感染
E. 接触感染

8. 阴道滴虫的致病是因为（　　）
A. 分泌毒素
B. 分泌侵袭性酶
C. 杀死乳酸杆菌
D. 机械性刺激
E. 消耗糖原

9. 弓形虫的终宿主是（　　）
A. 猫
B. 人
C. 犬
D. 鱼
E. 猪

10. 下列哪项不是弓形虫的感染阶段（　　）
A. 滋养体
B. 包囊
C. 假包囊
D. 卵囊
E. 配子体

11. 常引起胎儿早产或死产的寄生虫，首先应考虑的虫种是（　　）
A. 贾第虫
B. 弓形虫
C. 隐孢子虫
D. 疟原虫
E. 痢疾阿米巴

12. 弓形虫的后天感染方式主要是（　　）
A. 经口感染
B. 经蚊叮咬
C. 经皮肤感染
D. 吸入感染
E. 经接触感染

13. 滋养体既是感染阶段又是致病阶段的寄生虫是（　　）
A. 痢疾阿米巴
B. 阴道毛滴虫
C. 贾第虫
D. 隐孢子虫
E. 动合子

A_3 型题

女，32 岁，近两天带下量多，色黄如脓，外阴、阴道奇痒如虫爬，伴尿频尿急尿痛，小便黄短。检查：外阴阴道潮红分泌物多，色黄质稀如脓，带腥臭味。查白带发现活动的虫体。

14. 该病诊断为（　　）
A. 滴虫性阴道炎
B. 尿道炎
C. 前列腺炎
D. 淋病
E. 宫颈炎

15. 阴道毛滴虫广泛流行，主要由于（　　）
A. 包囊的抵抗力强
B. 滋养体的抵抗力强
C. 生活史复杂

D. 卵囊的抵抗力强　　E. 不需中间宿主

16. 主要经性接触传播的原虫（　　）

A. 蓝氏贾第鞭毛虫　　B. 溶组织内阿米巴　　C. 弓形虫

D. 疟原虫　　E. 阴道毛滴虫

患者，男性，43 岁。以无明显诱因出现腹痛、腹泻、恶心及呕吐而就诊。患者体温正常，食欲缺乏，乏力，精神委靡，全身关节疼痛，急性病容，未见其他阳性体征。血常规白细胞高于正常，其他项目正常。大便常规检查见软便，有恶臭，显微镜检查可见形态典型的有鞭毛的滋养体。

17. 患者可能感染了下列哪种寄生虫（　　）

A. 阴道毛滴虫　　B. 杜氏利什曼原虫　　C. 蓝氏贾第鞭毛虫

D. 弓形虫　　E. 溶组织内阿米巴

18. 确诊本病的依据是（　　）

A. 粪便中查到大滋养体　　B. 粪便中查到小滋养体　　C. 粪便中查到包囊

D. 粪便中查到滋养体　　E. 粪便中查到卵囊

患者李某，女，25 岁。因发作性短暂意识障碍 1 年入院。患者在 3 年前突然出现短暂的意识障碍，偶尔发作后突然跌倒，有时有幻听，如音乐感、噪音等。每次发作后对发作过程均不能回忆。既往无头部外伤史，有养猫嗜好。体检：神志清，智力正常，神经系统检查未发现阳性体征。CT 检查病灶呈类圆形，中心为靶状。血液及脑脊液中弓形虫 IgG 抗体均（＋＋）。

19. 此人可能感染的寄生虫是（　　）

A. 旋毛虫　　B. 弓形虫　　C. 疟原虫

D. 绦虫　　E. 隐孢子虫

20. 猫与本病的发生发展有何关系（　　）

A. 传染源　　B. 保虫宿主　　C. 无关

D. 转续宿主　　E. 中间宿主

21. 隐孢子虫对人具有感染能力的阶段是（　　）

A. 滋养体　　B. 裂殖体　　C. 卵囊

D. 子孢子　　E. 假包囊

22. 获得性弓形虫病最重要的感染途径有（　　）

A. 经口感染　　B. 经破损的皮肤黏膜感染

C. 经呼吸道感染　　D. 经媒介昆虫感染

E. 经胎盘感染

23. 由怀孕母亲传给胎儿引起发育异常或流产的寄生虫是（　　）

A. 旋毛虫　　B. 弓形虫　　C. 疟原虫

D. 绦虫　　E. 血吸虫

（二）填空题

1. 原虫的运动细胞器有________、________、________。

2. 以 4 核包囊为感染阶段的医学原虫有________、________等；以滋养体为感染阶段的医学原虫有________、________等。

3. 粪便中有________的慢性患者和带虫者是溶组织内阿米巴的传染源。

4. 蓝氏贾第鞭毛虫的寄生部位为________、________、________；阴道毛滴虫的寄生部位为________、________、________。

5. 蓝氏贾第鞭毛虫有________和________两个发育时期，其感染阶段是________。

6. 弓形虫的________、________、________均是感染期。

（三）名词解释

机会致病原虫

【参考答案】

（一）选择题

1. E	2. E	3. A	4. A	5. A	6. A	7. E	8. E	9. A
10. E	11. B	12. A	13. B	14. A	15. B	16. E	17. C	18. D
19. B	20. A	21. C	22. A	23. B				

（二）填空题

1. 伪足　鞭毛　纤毛
2. 溶组织内阿米巴　蓝氏贾第鞭毛虫　阴道毛滴虫　弓形虫
3. 包囊
4. 小肠　胆道　胆囊　阴道　尿道　前列腺
5. 滋养体　包囊　4核包囊
6. 假包囊　包囊　卵囊

（三）名词解释

机会致病原虫　免疫力正常的机体感染某些原虫后不表现临床症状，即呈隐性感染。当机体免疫力降低或免疫功能不全时，有些原虫的繁殖能力和致病力显著增强，使患者出现严重的临床症状甚至死亡，此类原虫即机会致病原虫。

（孙　莉）

第三十八章　血液和组织原虫

【重点概要】

(一) 疟原虫

1. 形态　疟原虫的基本结构包括核和胞质。4种疟原虫的鉴别主要根据红细胞内虫体的形态及被寄生红细胞的变化。早期滋养体：多呈环状。晚期滋养体：核变大，胞质增多。裂殖体：核已分裂，未成熟裂殖体只胞核分裂，成熟裂殖体胞核、胞质都已分裂。配子体：裂殖子进入红细胞后核增大、胞质增多而形成，是疟原虫的有性时期，分雌、雄配子体。除早期滋养体外，各期胞质内有疟色素。

2. 生活史　需要人和按蚊2个宿主。在人体内先后在肝细胞（红外期）和红细胞（红内期）内裂体增殖，并开始有性生殖的初期发育。在按蚊体内完成配子生殖和孢子增殖。①感染阶段：子孢子；②传播媒介：蚊；③感染途径：经蚊叮咬；④红内期裂体增殖周期：间日疟原虫和卵形疟原虫需48小时，恶性疟原虫需36～48小时，三日疟原虫需72小时；⑤传播阶段：雌、雄配子体。

3. 致病性　红细胞内期是疟原虫的致病阶段。①疟疾的发作：是由红内期疟原虫裂殖体胀破红细胞引起。疟疾的一次典型发作表现为寒战、高热和出汗退热3个阶段，并呈现周期性，发作周期与红内期裂体增殖周期一致。②再燃与复发：是在无新感染的情况下所引起的疟疾发作，但机制不同，再燃是由残存的红细胞内期疟原虫引起，而复发是由肝细胞内的迟发型子孢子引起。恶性疟及三日疟无复发。③贫血、脾大：因反复发作后，大量红细胞裂解、脾功能亢进等所致。④凶险型疟疾：多由恶性疟原虫引起，常见为脑型。⑤免疫：为带虫免疫。

4. 实验室检查　最常用的方法是取患者外周血涂成薄血片和厚血片，以吉氏或瑞氏染色后镜检。免疫学检查多用于流行病学调查、检测及输血对象的筛选。

5. 流行与防治　流行：疟疾是世界性的严重寄生虫病。在我国，间日疟流行于长江流域以南平原和黄淮下游一带。恶性疟见于长江以南山区。流行因素包括传染源（外周血中带有配子体）、传播媒介（按蚊）、自然因素和社会因素等。防治原则：防蚊灭蚊，预防服药，治疗患者和带虫者。

(二) 杜氏利什曼原虫

1. 形态　无鞭毛体呈卵圆形。前鞭毛体呈梭形，有1根鞭毛。

2. 生活史　完成生活史需要人（或哺乳动物）和白蛉两个宿主。无鞭毛体寄生于人

（或哺乳动物）的巨噬细胞内，前鞭毛体寄生于白蛉体内。感染阶段为前鞭毛体，传播媒介是白蛉；传播方式是通过白蛉叮咬。

3．致病性　无鞭毛体在巨噬细胞内增殖，使巨噬细胞大量破坏和增生，导致脾、肝、淋巴结肿大。还可造成皮肤的损害，引起皮肤型利什曼病，我国常见的为结节型。

4．实验室检查、流行与防治　通常取骨髓、淋巴结或脾穿刺物作涂片法检查。流行：黑热病在世界上的分布很广，是人兽共患寄生虫病。犬是主要的保虫宿主，白蛉是传播媒介。防治原则包括治疗患者、捕杀病犬、消灭白蛉。

【测试题】

（一）选择题

A_1 型题

1．寄生于人体红细胞内的原虫是（　　）

A．溶组织内阿米巴　B．隐孢子虫　C．蓝氏贾第鞭毛虫

D．疟原虫　E．弓形虫

2．下列寄生虫中，由蚊传播的是（　　）

A．溶组织内阿米巴　B．阴道毛滴虫　C．蓝氏贾第鞭毛虫

D．疟原虫　E．弓形虫

3．疟疾复发的原因是（　　）

A．速发型子孢子大量增殖　B．迟发型子孢子大量增殖

C．晚期滋养体继续发育　D．配子体大量形成

E．红内期残存的疟原虫大量增殖

4．疟疾再燃的原因是（　　）

A．速发型子孢子大量增殖　B．迟发型子孢子大量增殖

C．晚期滋养体继续发育　D．配了体大量形成

E．红内期残存的疟原虫大量增殖

5．疟原虫的感染阶段是（　　）

A．配子体　B．合子　C．动合子

D．囊合子　E．子孢子

6．疟原虫能在蚊体内发育和增殖的时期是（　　）

A．配子体　B．裂殖体　C．环状体

D．裂殖子　E．子孢子

7．杜氏利什曼原虫的传播媒介是（　　）

A．蚊　B．蝇　C．白蛉

D．蟑螂　E．蚤

8．外周血中一般不易见到的是（　　）

A．恶性疟原虫环状体　B．间日疟原虫环状体

C．三日疟原虫环状体　D．恶性疟原虫裂殖体

E. 间日疟原虫晚期滋养体

B 型题

（9～12 题备选答案）

A. 子孢子　　B. 配子体　　C. 前鞭毛体

D. 利杜体　　E. 卵囊

9. 杜氏利什曼原虫的致病阶段（　　）

10. 杜氏利什曼原虫的感染阶段（　　）

11. 疟原虫的感染阶段（　　）

12. 疟原虫的传播阶段（　　）

（二）填空题

1. 寄生于人体的疟原虫有________、________、________、________ 4 种，在我国主要是________、________。

2. 疟原虫寄生于人体的________细胞及________细胞内。

3. 杜氏利什曼原虫的生活史分 2 个时期，其中________寄生在________内，________寄生在________体内，其致病阶段是________。

4. 疟疾的发作是由于________引起的，典型症状是________、________和________。

5. 间日疟原虫在红内期完成一代裂体增殖周期需________小时，恶性疟原虫需________小时，三日疟原虫需________小时，卵形疟原虫需________小时。

6. 检查恶性疟原虫患者血涂片，主要可查到________和________阶段。

（三）名词解释

1. 疟疾发作　　2. 再燃与复发

【参考答案】

（一）选择题

1. D　2. D　3. B　4. E　5. E　6. A　7. C　8. D　9. D
10. C　11. A　12. B

（二）填空题

1. 间日疟原虫　恶性疟原虫　三日疟原虫　卵形疟原虫　间日疟原虫　恶性疟原虫

2. 肝　红

3. 无鞭毛体　人体巨噬细胞　前鞭毛体　白蛉　无鞭毛体

4. 红内期疟原虫裂殖体胀破红细胞　寒战　高热　出汗退热

5. 48　36～48　72　48

6. 环状体　配子体

（三）名词解释

1. 疟疾发作　当裂殖体成熟并胀破红细胞后，疟原虫的代谢产物、红细胞碎片及残余血红蛋白进入血液，其中部分被巨噬细胞、中性粒细胞吞噬，刺激这些细胞产生内源性热原质，它和疟原虫的代谢产物共同作用于人体下丘脑的体温调节中枢引起发热，即为疟疾发作。

2. 再燃与复发 都是指在无新感染的情况下，体内残存的疟原虫再次增殖而引起的发作。再燃是指疟疾初发停止后，由于残存的红细胞内期疟原虫在一定条件下重新大量增殖又引起的疟疾发作。复发是指疟疾初发停止后，血中红细胞内期疟原虫已被消灭，经过数周至年余，又出现的疟疾发作。

（周振座）

第三十九章　医学节肢动物

【重点概要】

（一）概述

1. 医学节肢动物的定义　指与医学有关的，通过寄生、吸血、骚扰、螫刺、毒害、致病及传播病原体等方式危害人类健康的节肢动物，称为医学节肢动物。

2. 医学节肢动物的主要特征　身体左右对称，分节，体表由坚韧的外骨骼组成，有成对的分节附肢。

3. 医学节肢动物的生态与变态

（1）生态：是指节肢动物的生活过程与周围环境各种因素的相互关系，了解生态对控制或消灭医学节肢动物及其所传播的疾病具有重大意义。

（2）变态：是指节肢动物从幼虫发育到成虫所经历的一系列变化的总和。变态类型可分为全变态和半变态。

4. 医学节肢动物对人体的危害

（1）直接危害：是指节肢动物本身对人体造成的损害，如通过寄生、骚扰、吸血、毒害、螫刺、致病等方式危害人体，称直接危害。

（2）间接危害：是指节肢动物作为媒介引起的危害，即携带病原微生物或寄生虫，在人间、动物间或人与动物间传播，称间接危害。凡能传播病原体的节肢动物称为病媒节肢动物（传播媒介），由其传播的疾病称虫媒病。节肢动物传播疾病的方式有 2 种：①机械性传播；②生物性传播。概念详见教材第三十九章。根据病原体在节肢动物体内发育与繁殖的情况，将生物性传播又分为发育式、繁殖式、发育繁殖式和经卵传递式 4 种类型。

5. 医学节肢动物引起的虫媒病　传播病原体的医学节肢动物称病媒节肢动物。由其传播的疾病称虫媒病。

6. 病媒节肢动物的判断　其指标为：①生物学指标；②流行病学指标；③自然感染指标；④实验室感染指标。

7. 防制原则　对防制的对象，综合采用环境防制、化学防制、生物防制、物理、遗传防制及法规防制，形成一套系统的防制措施进行防治。

8. 医学节肢动物的分类　主要有昆虫纲、蛛形纲、甲壳纲、唇足纲。昆虫纲和蛛形纲最为常见，昆虫纲和蛛形纲形态主要的区别点比较见教材第三十九章。

（二）常见医学节肢动物

常见医学节肢动物主要是昆虫纲和蛛形纲的动物，与人体密切相关的有蚊、蝇、蚤、虱、白蛉、蟑螂、硬蜱、软蜱、疥螨、恙螨、蠕形螨等。

【测试题】

（一）选择题

A_1 型题

1. 下列不属于昆虫纲节肢动物形态特征的是（　　）
   A. 躯体分节　B. 左右对称
   C. 体壁由几丁质的外骨骼组成　D. 具有成对分节的附肢
   E. 成虫有足 4 对
2. 下列虫媒病中，不属于生物性传播的是（　　）
   A. 蚊传播疟疾　B. 蜱传播森林脑炎　C. 蚤传播鼠疫
   D. 虱传播战壕热　E. 蝇传播痢疾
3. 人兽共患寄生虫病中的动物，在流行病学上是该寄生虫的（　　）
   A. 传播媒介　B. 转续宿主　C. 保虫宿主
   D. 终宿主　E. 中间宿主
4. 下列疾病中属于节肢动物引起的直接危害的有（　　）
   A. 森林脑炎　B. 恙虫病　C. Q 热
   D. 登革热　E. 蝇蛆病
5. 蝇不能传播的疾病有（　　）
   A. 阿米巴痢疾　B. 丝虫病　C. 蛔虫病
   D. 细菌性痢疾　E. 伤寒
6. 机械性传播的疾病是（　　）
   A. 蚊传播疟疾　B. 蚊传播丝虫病
   C. 蝇传播痢疾　D. 蚤传播鼠疫
   E. 虱传播流行性斑疹伤寒
7. 蚊不能传播的疾病有（　　）
   A. 细菌性痢疾　B. 疟疾　C. 丝虫病
   D. 登革热　E. 流行性乙型脑炎
8. 蚊的孳生地是（　　）
   A. 粪便　B. 垃圾　C. 土壤
   D. 水　E. 畜舍
9. 蠕形螨感染最常见的部位是（　　）
   A. 颜面部　B. 颈部　C. 胸部
   D. 腹部　E. 腋下
10. 恙螨营寄生生活的时期是（　　）
    A. 卵　B. 幼虫　C. 若虫
    D. 若蛹　E. 成虫
11. 医学节肢动物对人体最严重的危害表现在（　　）
    A. 寄生　B. 吸血　C. 骚扰

D. 叮咬　　E. 传播病原体

12. 下列节肢动物生活史为全变态的是（　　）

A. 蜱　　B. 恙螨　　C. 虱
D. 蚤　　E. 疥螨

13. 下列哪种医学节肢动物的生活史是不完全变态（　　）

A. 蚊　　B. 蝇　　C. 白蛉
D. 蚤　　E. 虱

14. 对医学节肢动物的防制措施最根本的是（　　）

A. 化学防制　　B. 生物防制　　C. 法规防制
D. 环境防制　　E. 物理防制

15. 下列哪种医学节肢动物是体内寄生虫（　　）

A. 蚊　　B. 蚤　　C. 虱
D. 蜱　　E. 疥螨

16. 永久性体表寄生虫是（　　）

A. 蚊　　B. 蝇　　C. 虱
D. 蜱　　E. 恙螨

（二）填空题

1. 疥螨多寄生的人体部位为________，传播方式为________，诊断方法为________。
2. 蚊可传播________、________、________、________病。
3. 在人体寄生的蠕形螨包括________和________两种，人类受感染的途径是________或________。
4. 医学节肢动物对人类的直接危害有________、________、________、________和________等。
5. 医学昆虫的生活史类型可分为________和________两类，前者有________、________、________、________ 4 个阶段；后者不需要经过________阶段。

（三）名词解释

1. 医学节肢动物
2. 全变态
3. 不完全变态
4. 虫媒病
5. 机械性传播
6. 生物性传播

【参考答案】

（一）选择题

1. E　2. E　3. C　4. E　5. B　6. C　7. A　8. D　9. A
10. B　11. E　12. D　13. E　14. D　15. E　16. C

（二）填空题

1. 寄生于人表皮层内　直接接触　用消毒针头挑破隧道顶端表皮取出疥螨
2. 疟疾　丝虫病　登革热　流行性乙型脑炎
3. 毛囊蠕形螨　皮脂蠕形螨　直接　间接接触
4. 寄生　骚扰　吸血　螫刺　毒害

5. 完全变态　不完全变态　卵　幼虫　蛹　成虫　蛹

（三）名词解释

1. 医学节肢动物　是指与医学有关的，通过寄生、吸血、骚扰、螫刺和毒害、致病及传播病原体等方式危害人类健康的节肢动物。

2. 全变态　凡经卵、幼虫、蛹、成虫 4 个发育时期，各期形态和生活习性完全不同的称全变态。

3. 不完全变态　凡经过卵、若虫、成虫 3 个发育时期的称半变态。

4. 虫媒病　凡能传播病原体的节肢动物称为病媒节肢动物（传播媒介），由其传播的疾病称虫媒病。

5. 机械性传播　病原体仅通过节肢动物体内或体表起运载和传递作用，不经过发育或繁殖即能感染人体。

6. 生物性传播　病原体必须在节肢动物体内发育和（或）繁殖后才传播给人。

（孙　莉）

56枚